MPR出版物链码使用说明

本书中凡文字下方带有链码图标"━━━"的地方,均可通过"泛媒阅读" App 的 "扫一扫" 功能,扫描链码获得对应的多媒体内容。

您可以通过扫描下方的二维码下载 "泛媒阅读" App。

U0386046

家庭医生 医学科普 系列丛书

肝吸虫病

看名医

广东省医学会、《中国家庭医生》杂志社

组织编写

主 编：余新炳

副主编：徐 劲 袁 敏

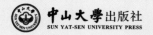

中山大学出版社
SUN YAT-SEN UNIVERSITY PRESS

图书在版编目（CIP）数据

肝吸虫病看名医 / 余新炳主编；徐劲，袁敏副主编 . —广州：中山大学出版社，2018. 5
（家庭医生医学科普系列丛书）
ISBN 978-7-306-06095-2

Ⅰ. ①肝… Ⅱ. ①余… ②徐…③袁… Ⅲ. ①华支睾吸虫病—防治 Ⅳ. ① R532.23

中国版本图书馆 CIP 数据核字 （2017）第 167499 号

GANXICHONGBING KAN MINGYI

~~~~~~

出 版 人：	徐　劲
策划编辑：	鲁佳慧
责任编辑：	鲁佳慧
封面摄影：	肖艳辉
封面设计：	陈　媛
装帧设计：	肖艳辉
责任校对：	谢贞静

出版发行：中山大学出版社

电　　话：编辑部 020 - 84110283，84111996，84111997，84113349
　　　　　发行部 020 - 84111998，84111981，84111160

地　　址：广州市新港西路 135 号

邮　　编：510275　　传真：020 - 84036565

网　　址：http://www.zsup.com.cn　　E-mail: zdcbs@mail.sysu.edu.cn

印 刷 者：佛山市浩文彩色印刷有限公司

规　　格：889mm×1194mm　　1/24　　7.5 印张　　150 千字

版次印次：2018 年 5 月第 1 版　　2018 年 5 月第 1 次印刷

定　　价：28.00 元

~~~~~~

家庭医生医学科普系列丛书编委会

主任：

姚志彬

编委（按姓氏笔画排序）：

马　骏	王省良	王深明	邓伟民	田军章	兰　平	朱　宏
朱家勇	伍　卫	庄　建	刘　坚	刘世明	苏焕群	李文源
李国营	吴书林	何建行	余艳红	邹　旭	汪建平	沈慧勇
宋儒亮	张国君	陈　德	陈规划	陈旻湖	陈荣昌	陈敏生
罗乐宣	金大地	郑衍平	赵　斌	侯金林	夏慧敏	黄　力
曹　杰	梁长虹	曾其毅	曾益新	谢灿茂	管向东	

序

姚志彬 | 广东省政协副主席
广东省医学会会长

健康是人生的最根本大事。

没有健康就没有小康,健康中国,已经成为国家战略。

2015 年李克强总理的政府工作报告和党的十八届五中全会都对健康中国建设进行了部署和强调。

随着近年工业化、城镇化和人口老龄化进程加快,健康成为人们最关注的问题之一,而慢性病成为人民健康的头号"公敌",越来越多的人受其困扰。

国家卫生和计划生育委员会披露:目前中国已确诊的慢性病患者近 3 亿人。这就意味着,在拥有超过 13 亿人口的中国,几乎家家有慢性病患者。如此庞大的群体,如此难题,是医疗机构不能承受之重。

慢性病,一般起病隐匿,积累成疾,一旦罹患,病情迁延不愈。应对慢性病,除求医问药外,更需要患者从日常膳食、运动方式入手,坚持规范治疗、自我监测、身心调理。这在客观上需要患者及其家属、需要全社会更多地了解慢性病,掌握相关知识,树立科学态度,配合医生治疗,自救与他救相结合。

然而,真实的情况并不乐观。2013 年中国居民健康素养调查结果显示,我国居民的健康素养总体水平远低于发达国家，尤其缺乏慢性病的防治知识。因此，加强慢性病防治知识的普及工作，刻不容缓。

与此同时，随着互联网、微信、微博等传播方式的增加，健康舆论市场沸沸扬扬、泥沙俱下，充斥着大量似是而非的医学信息，伪科普、伪养生大行其道。人们亟待科学的声音，拨乱反正，澄讹传之误，解健康之惑，祛疾患之忧。

因此，家庭医生医学科普系列丛书应时而出。

该丛书由广东省医学会与《中国家庭医生》杂志社组织编写。内容涵盖人们普遍关注的诸多慢性病病种，一病一册，图文并茂，通俗易懂，有的放矢，未病先防，已病防变，愈后防复发。

本系列丛书，每一册的主编皆为岭南名医，都是在其各自领域临床一线专研精深、经验丰富的知名教授。他们中，有中华医学会专科分会主任委员，有国家重点学科学术带头人，有中央保健专家。名医讲病，倾其多年经验，诊治心要尤为难得，读其书如同延请名医得其指点。名医一号难求，该丛书的编写，补此缺憾，以惠及更多病患。

广东省医学会汇集了一大批知名专家教授。《中国家庭医生》杂志社在医学科普领域成就斐然，月发行量连续30年过百万册，在全国健康类媒体中首屈一指，获得包括国家期刊奖、新中国60年有影响力的期刊奖、中国出版政府奖等众多国家级大奖。

名医名刊联手，致力于大众健康事业，幸甚！

2016年4月

前 言

余新炳

中山大学教授,博士研究生导师
国家医药监督管理局药物评审专家
卫生部疾病预防控制专家委员会委员
广东省寄生虫学会理事长

　　肝吸虫病(学名:华支睾吸虫病)在我国至少流行了
2300 年。据 2004 年第二次全国重点寄生虫病流行现状
调查,我国有 27 个省(自治区、直辖市)流行肝吸虫病,有
患者 1249 万。其中,广东、广西、湖南、黑龙江、辽宁、吉林
六省(自治区)是高发区,占患病总比的 85%。

　　肝吸虫病是一种食源性寄生虫病。换言之,它是"吃"
出来的病。这种吃,有"主动吃",也有"被动吃"。"主动吃"
是明知鱼体内有肝吸虫,因为吃后不立即产生临床症状,
误以为喝点小酒、加点酱油和醋可以杀死肝吸虫,这种人
群在上述高流行区占了相当大的比例。

　　"被动吃"又包括"误吃"和"无知吃"。"误吃"是知
道鱼体内有肝吸虫,从不吃生的或半生不熟的鱼,但经常
去餐馆、酒楼吃饭,而这些餐馆厨房内刀和砧板在切过鱼
后没清洗,又切熟菜污染了肝吸虫所致。"无知吃"的现
象多种多样,如母亲正在切鱼时见孩子哭着喊饿,手没洗
就给孩子喂奶或拿食品给孩子吃;农村劳作休息,顺便在
河流抓小鱼后,用柴火烤得半生不熟后吃下⋯⋯

　　由于肝吸虫已在地球上生存了几千年,人体的免疫
系统对其产生了耐受,所以不会像禽流感病毒、肝炎病毒

等那样产生激烈的免疫病理反应。在感染早期、中期时，肝吸虫病一般不出现明显的临床症状，一旦出现临床症状，往往已到了疾病晚期，这时已经发展成胆囊炎、胆结石、肝硬化或者肝胆管癌。

另一方面，肝吸虫病的症状与乙型肝炎类似。乙型肝炎广为人知，肝吸虫病则被严重忽视。因此，患了肝吸虫病后，患者想不起主诉，医生想不起问诊，有的单位误诊误治率高达 80% 以上。再者，肝吸虫病与乙型肝炎流行区重叠，很多人出现混合感染。一旦出现混合感染，如果不杀灭肝吸虫，抗病毒药物对乙型肝炎病毒的杀灭清除作用将大大降低，甚至有利于病毒的复制，这可能是很多乙肝患者经久不愈的原因之一。

面对肝吸虫病如此严峻的发病和诊治现状，笔者在忧虑之余也深切感到科普知识宣传的重要性。如果老百姓能早点知道肝吸虫病的保健知识，或许就不会让疾病发展到不可控制的地步。在这样的背景下，此书的诞生可谓"久旱逢甘霖"。它采用了图文结合的形式，向读者介绍肝吸虫病的致病原因、诊断方法、治疗手段等知识，具有较高的可读性和实用性。

深愿本书的出版，能唤醒您对肝吸虫病的关注，解答您关于肝吸虫病的困惑，提高您对肝吸虫病的防范意识。如果您能从本书中收获任何启示，那将是对笔者最大的鼓励。由于时间和水平所限，书中难免有错漏和不足之处，祈望读者批评指正。

2017年7月

目录 CONTENTS

基础篇　慧眼识病

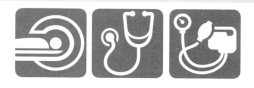

目录 CONTENTS

治疗篇　得了肝吸虫病，怎么办

3

目录 CONTENTS

生活篇 **这样做，才科学**

目录 CONTENTS

名医访谈

防治肝吸虫病迫在眉睫

采访：《中国家庭医生》杂志社
受访： 余新炳（中山大学教授，博士研究生导师，国家医药监督管理局药物评审专家，科技部"973"项目首席科学家，中山大学寄生虫学研究所所长，广东省寄生虫学会理事长）

　　广州市越秀区中山二路，一场突如其来的暴雨冲掉了连日来的炎热，让人不禁从心底感到一丝清凉。在绿树掩映的中山大学北校区，记者敲开了医学科技楼的一间办公室，见到了我国著名的肝吸虫病专家余新炳教授。

　　笑语盈盈，和蔼可亲，这是余教授给记者的第一印象。从教 30 载，他扎根中山大学，一直工作在教学与科研的第一线，为我国肝吸虫病的研究做出了突出贡献。这次借着本书的编撰，记者得以和余教授频繁接触，并近距离感受到一位从容睿智的老前辈不同寻常的魅力。

勤勉上进，科研成果遍地开花

　　谈及最初与寄生虫学的结缘，余教授喝了几口水说起了过去的事。"我 1977 年毕业后被分配到安徽医科大学工作。年轻的时候坐不住，老喜欢跟着卫生防疫站的前辈做疾病调查。在这个过程中，渐渐就培养起了做寄生虫研究的兴趣。"

　　不过当时学校条件有限，无法提供有力的科研支持，工作几年后，余教授决定继续深造，并奔赴中山大学医学院攻读硕士学位。也是在这里，余教授逐渐坚定了研究寄生虫学的决心。他先后师从我国著名寄生虫学家柯小麟教授和徐秉锟教授，对寄生虫的分类学有了深入的了解，并在导师的建议下去了中国科学院生物化学研究所，从事寄生虫分子生物学研究。随后组建了分子寄生虫学研究团队，填补了我国寄生虫学这一研究领域的空白。

踏实肯干之人，必能收获丰硕的果实。这一点在余教授身上得到了充分的验证。近 20 年来，他 7 次获得省部级科学技术奖，并以第一作者和通讯作者发表学术论文 300 多篇，还在肝吸虫研究方面获得 5 项发明专利和 2 项实用新型专利。而在这背后，是余新炳对本职工作说不尽、道不完的坚持与热爱。

寄情工作，教书育人任重道远

熟悉余教授的人都知道，他不仅对待科研工作兢兢业业，在指导学生方面也是勤勤恳恳。曾经有一名学生，入校以后因家境困难常常外出打工，忽视了学业。余教授知道以后，不仅没有责怪他，反而每月拿出 800 元补贴给他，希望能减轻他的生活压力，专注于学习。但不知什么缘故，这名学生之后仍多次缺席实验室的日常工作。担心不已的余教授甚至特地向学校告假，只身一人奔赴外地，到学生家中了解情况。虽然最后这名学生还是以肄业结束了学业，但余教授用他的行动让我们看到了一个恪尽职守的教师形象。

从那以后，为了更好地了解学生的想法，余教授设立了"周会制"。"就是每周固定一个时间开会，互相交流一下各自的实验进展，有没有什么解决办法，下周准备做些什么……"谈到心爱的学生，余教授满脸慈爱。"我希望他们有什么问题都能和我说，大家一块儿解决总比一个人孤军奋战好。"

30 年来，余教授迎来了一个又一个朝气蓬勃的学子前来求学，送别了一批又一批羽翼丰满的爱徒走向社会。在他心中，有不舍，有失落，有遗憾，但更多的却是教师对学生成材的欣慰与自豪之情。"落红不是无情物，化作春泥更护花"，说的就是余教授这样的人吧！

展望未来，防治肝吸虫病迫在眉睫

尽管长期以来将全部精力投入到繁忙的科研工作中，未能执刀于临床一线，但身为一个医学工作者，余教授仍怀有救死扶伤、悬壶济世的美好心愿。"授人以鱼不如授人以渔"，余教授认为，与其等到患者患病了追悔莫及，不如好好教授他们肝吸虫病的防治知识，提高他们的防病意识，将疾病扼杀在摇篮中。

"目前，我国的肝吸虫病流行情况非常严重，主要原因有三个。"余教授指出，第一是肝吸虫病是个慢性病。人感染肝吸虫后症状很轻微，但反复感染后会引发胆管炎、胆囊炎、胆结石、肝硬化、肝胆管癌等严重疾病，到那个时候就很难治愈了。

第二是肝吸虫病易与肝炎相混淆。这不仅是因为肝吸虫病的临床症状与肝炎相似，还因为肝炎的流行区与肝吸虫病流行区重叠，两者很容易出现混合感染。当患者出现症状后，首先想到的就是肝炎，此时如果直接进行抗病毒治疗，肝炎病毒的复制速度反而会加快，最终可能导致"人财两空"的危险局面。

第三是肝吸虫病被大众严重忽视。"我们很多医院根本不检查肝吸虫，这个跟检查方法比较落后有关系，跟人不重视有关系。医生想不起开单，病人想不起主诉，就连治疗肝吸虫病的药物医院都没有。"余教授不无痛心地感叹道，"我想尽自己的一点力量，向大家多多宣传这个病，希望大家能重视起来，一起消灭肝吸虫。"

目前，余教授的团队正在研制抗肝吸虫病的疫苗，希望通过预防鱼的肝吸虫病，来提前预防人的肝吸虫病。如此一来，就能将预防肝吸虫病的"关口"前移，大大降低老百姓的患病风险。

自测题

1. 哪种肉类最有可能传播肝吸虫病？（ ）

    A. 猪肉

    B. 鱼肉

    C. 鸡肉

2. 全球有（ ）人患肝吸虫病。

    A.120 万

    B.1200 万

    C.3500 万

3. 肝吸虫在人体的寄生部位是（ ）。

    A. 大脑

    B. 小肠

    C. 肝脏

4. 肝吸虫成虫的产卵方式是（ ）。

    A. 无性生殖

    B. 有性生殖

5. 除人以外，肝吸虫还可以感染（ ）。

    A. 老鼠

    B. 蜗牛

    C. 蜜蜂

6. 肝吸虫病的临床症状不包括（ ）。

    A. 肝脾疼痛

    B. 呼吸困难

C. 上腹不适

7.通过检查（　）可以确诊肝吸虫病。

A. 粪便

B. 尿液

C. 唾液

8.可以采取哪些自我防护措施预防肝吸虫病？（　）

A. 清洗处理了鱼肉后的厨具

B. 用白酒浸泡鱼生吃

C. 将鱼烤着吃

9.人吃了螺体内的幼虫会不会患肝吸虫病？（　）

A. 会

B. 不会

10.误吃肝吸虫卵（　）患肝吸虫病。

A. 会

B. 不会

11.肝吸虫病的常见合并症不包括（　）。

A. 胆石症

B. 胆囊炎

C. 肾结石

12.肝吸虫病（　）治愈。

A. 能

B. 不能

5

参考答案：

1.B　2.C　3.C　4.B　5.A

6.B　7.A　8.A　9.B　10.B

11.C　12.A

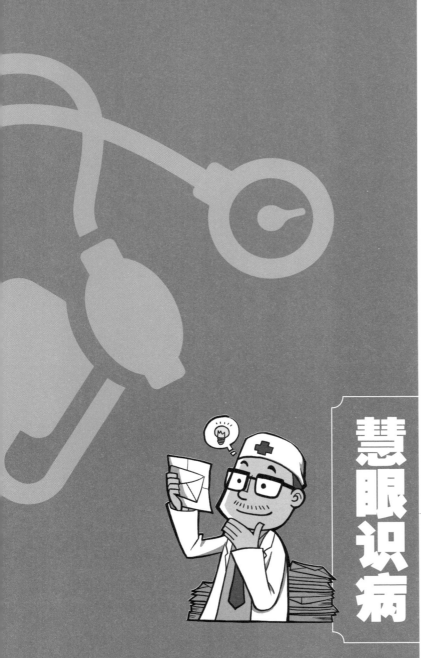

慧眼识病

基础篇

PART 1 ▶
肝吸虫是什么

肝吸虫的发现

1874 年,首次在一位印度华侨体内被发现。

1907 年,该虫被命名为华支睾吸虫,并沿用至今。

1908 年,中国大陆首次报道该虫的感染者。

1910 年,日本学者小林晴治郎首先发现该虫的第二中间宿主是鱼类。

1918 年,日本寄生虫学家武藤昌治发现该虫的第一中间宿主是螺类。

1874 年 9 月 8 日深夜,印度,加尔各答。

McConnell 医生如往常一样,正在加尔各答大学医学院的门诊处值班。突然,医院门口传来一阵喧哗声。护士匆忙跑进来对他说,刚送来了一位重度昏迷的患者(后被证实为华裔木匠),要马上抢救! 医生一惊,边询问患者的情况,边为这场急诊做准备。所有的医护人员齐心协力,施展了浑身解数对患者进行救治。但遗憾的是,仅仅两个半小时后,患者就去世了。

为了查明患者死亡的原因,医生决定对他进行尸检。当医生查看至患者的肝脏时,令人震惊的一幕出现了:患者的肝脏几乎布满了黑色的小虫,进一步检查发现,肝内胆管也充满了这种小虫。它们长10~25 毫米,宽 3~5 毫米,像一颗颗葵花籽,将肝脏伤得千疮百孔。医生推测,很可能是这些小虫导致了患者的死亡。而后,医生将小虫置于显微镜下观察,竟意外发现这是一种从未被记载的新寄生虫。

试想一下:一种未知生物,可能致人死亡,不知道如何治疗,这在任何时代都是令人恐慌的事情。于是,这位医生将自己的所见所闻公开发表在一本医学杂志上,籍籍无名的小虫第一次走向了世界的舞台。果不其然,这引起了许多科学家的注意。

首次被命名

4 周后,一位英国学者给杂志社寄来一封信,建议将该虫命名为"*Distoma sinensis*"(中华双盘吸虫),但这次命名并未引起人们的重视。之后,陆陆续续有科学家提出不同的命名方法,但进入了"提出—被反驳—提出—被反驳"的奇怪循环。

这种情况一直持续到 1907 年,一位叫 Looss 的学者建议将该虫命名为"*Clonorchis sinensis*"(华支睾吸虫),由于命名理由充分,获得了大部分人的赞同。

Looss 先生认为,该虫的睾丸是呈分支状排列的,应属于寄生虫中的后睾科、支睾属；而且，它是在华侨体内被发现的，可以此作为虫种名，旧时各种中文书刊也曾称其为"中华分支睾吸虫"，后简称"华支睾吸虫"。其他科学家对这种命名方式没有异议。于是，"华支睾吸虫"正式成为这种寄生虫的学名，并沿用至今。

不过，由于这个名字比较复杂，人们便根据其成虫的寄生部位——肝内胆管，给它起了个俗名，叫"肝吸虫"。至于为何不在一开始就称其为肝吸虫，是因为还有其他寄生虫（如片形吸虫、东方次睾吸

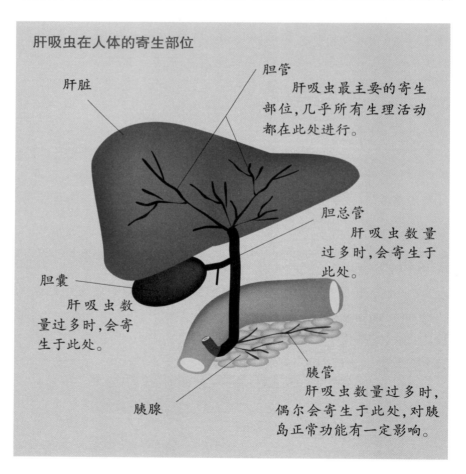

肝吸虫在人体的寄生部位

肝脏

胆管
肝吸虫最主要的寄生部位，几乎所有生理活动都在此处进行。

胆总管
肝吸虫数量过多时，会寄生于此处。

胆囊
肝吸虫数量过多时，会寄生于此处。

胰管
肝吸虫数量过多时，偶尔会寄生于此处，对胰岛正常功能有一定影响。

胰腺

虫等）也能寄生在肝脏内，肝吸虫只是这些寄生虫中最为常见的一种，以此作为学名，不够严谨。

肝吸虫病的历史

扫描标题下方图标"━━"轻松看视频

肝吸虫在地球上存在了多少年？准确的年代迄今仍然是个谜。能够佐证的是，1975年，在我国湖北江陵西汉古尸肠内容物中发现了该虫虫卵，后来又在江陵县的战国楚墓古尸中发现了该虫虫卵，推测肝吸虫病在我国至少存在 2300 年的历史。而且，根据科学家的观察，古尸中的肝吸虫卵，其外形、大小以及内部结构与现代的肝吸虫卵并无明显区别。

目前，肝吸虫病主要分布在亚洲，包括中国、日本、韩国及越南北部等地，全世界至少有 3500 万人患病。在我国，感染者达到了 1249 万，其中广东是最主要的流行区，人数已超过 500 万。分别在 1988—1992 年和 2001—2004 年进行的两次全国人体寄生虫调查显示，我国肝吸虫的感染水平在显著上升，从第一次调查的 0.31% 上升到第二次调查的 0.58%，尤其是广东，从 1.82% 上升到 5.35%。

为什么经过如此复杂的生命过程，肝吸虫依然能繁衍，能度过千百年的沧桑到今天还会危害人类？科学家们正试图解答这个问题。在本书的后面，我们会介绍肝吸虫的摄食方式和繁殖方式，或许这是肝吸虫能在残酷的自然界中幸存下来的原因之一。

肝吸虫是什么

既当爸又当妈

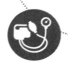

肝吸虫成虫是雌雄同体的生物,它既拥有雄性生殖器官(睾丸、输精管等),又拥有雌性生殖器官(卵巢、子宫等)。当它需要繁衍后代的时候,雄性生殖器官会产生精子,精子再移动至卵模内与成熟的卵细胞结合,完成受精的过程。

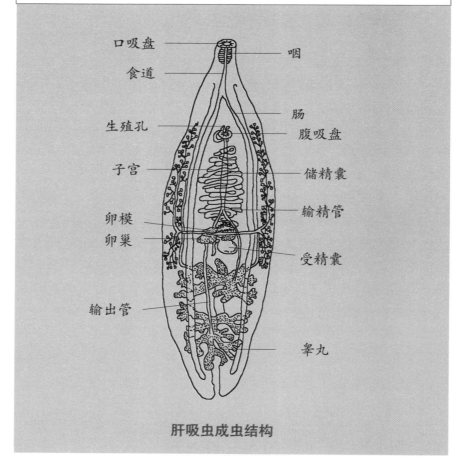

口吸盘　　咽
食道
生殖孔　　肠　　腹吸盘
子宫　　储精囊
卵模　　输精管
卵巢　　受精囊
输出管
睾丸

肝吸虫成虫结构

日常生活中，我们经常会用到吸盘挂钩来放置物品。比起用强力胶、钉子会损坏墙壁的代价来说，吸盘挂钩不仅价格低廉，还随用随取。可你是否知道，这项便利的生活用品，其发明灵感最早来自于寄生虫的一个身体器官——吸盘。

摄食方式

扫描标题下方
图标"==="
轻松看视频

肝吸虫成虫有两个吸盘，分别是位于虫体前端的口吸盘和虫体腹部的腹吸盘。

从外观上看，两个吸盘均向里凹陷，周围有密集的环状突起；从功能上讲，两个吸盘具有非常发达的肌层，可通过交替地收缩和舒张，带动虫体在宿主体内移动。当移行至合适的位置时，吸盘内陷的结构又能帮助其牢牢地吸附在宿主（宿主指肝吸虫或其他病毒、细菌等寄居的动物或人）的器官上，而不至于被器官的生理蠕动、液体的冲刷赶走。

在肝吸虫的口吸盘中央，有消化道的第一道关口——口，其后连接着咽部、食道和两条肠支。口是重要的摄食器官，可以吞食宿主的组织液以维持正常的生理活动。

另一条摄食途径是经体壁表层以渗透的方式运输营养物质，如组织液、胆汁中小分子等。此外，有学者研究发现，肝吸虫的肠壁细胞质的某些突起能直接伸出体表，从外界吸收营养。

"三管齐下"的摄食方式，使得弱小的肝吸虫在残酷的自然界具有更大的生存竞争力。

自体受精并产卵

肝吸虫的繁殖方式也非常与众不同。肝吸虫成虫是雌雄同体（指在同一个个体内，既有一套雌性生殖器官，又有一套雄性生殖器官）。

它的雄性生殖器官有 1 对睾丸,呈分支状排列于虫体后端。每个睾丸各发出 1 条输出管,汇于输精管,向前通于储精囊,并开口于腹吸盘前端的生殖腔。它的雌性生殖器官有 1 个卵巢,呈分叶状位于睾丸之前。输卵管由卵巢发出,并在远端连接卵模。卵模为虫卵的成型器官,精子在此处与成熟的卵细胞相遇并完成受精过程。

这种特殊的繁殖方式,医学上称其为"自体受精"。也就是说,即使这世上只剩下最后一条肝吸虫,它也没那么容易走向灭绝。当然,在多于 2 条成虫时,肝吸虫也可以进行异体受精。

科学试验证明,每条肝吸虫成虫 1 天可产卵 1600 ~ 2400 个,一周产卵超过 20000 个,一年产卵超过 100 万个。成虫产出的卵如此之多,即使只有万分之一的虫卵滞留于胆管,其数量也是相当惊人的。而且随粪便排出的虫卵在外界有很强的存活能力,经过千年它还能被我们找到,足以说明这个事实。

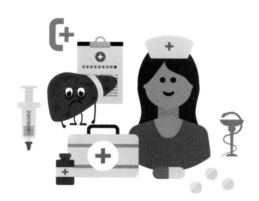

三个宿主，
虫卵变成虫

在成年之前，肝吸虫会经历虫卵、毛蚴、母胞蚴、子胞蚴、母雷蚴、子雷蚴、尾蚴、囊蚴、后尾蚴、童虫 10 种形态。但虫卵并不能直接在宿主体内发育为成虫，而是要到外面的世界"历练"一番，经过两个中间宿主的"帮助"，变成囊蚴的形态，再被终末宿主吞食，才能最终发育为成虫。

肝吸虫的生活史

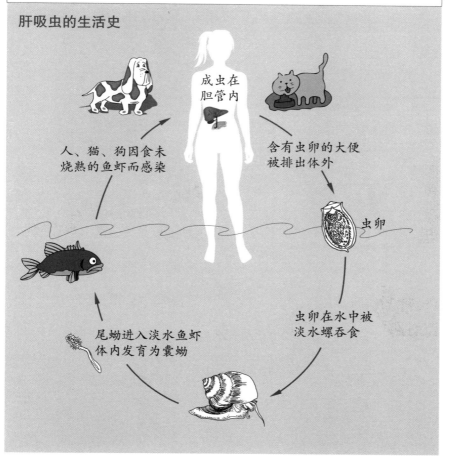

成虫在胆管内

人、猫、狗因食未烧熟的鱼虾而感染

含有虫卵的大便被排出体外

虫卵

虫卵在水中被淡水螺吞食

尾蚴进入淡水鱼虾体内发育为囊蚴

在第一中间宿主体内的发育：虫卵→尾蚴

1918 年，日本寄生虫学家武藤昌治偶然发现纹沼螺日本变种是肝吸虫的第一中间宿主。而后，经过其他科学家的不懈努力，最终将肝吸虫的第一中间宿主扩展为纹沼螺、涵螺、豆螺等淡水螺。

当肝吸虫卵随宿主的粪便被排出体外后，虫卵落入水中，流进水塘、河流及湖泊，然后被淡水螺吞食，进入螺的消化道，在螺内移行并发育为毛蚴、胞蚴、雷蚴和尾蚴。发育所需时间和最终成型的尾蚴个数与水温、营养条件等密切相关。有研究发现，当水温处于 20~28 摄氏度时，幼虫发育迅速，经 95~105 天便发育为成熟的尾蚴逸出螺外。因此，淡水螺的感染具有一定的季节性。

在第二中间宿主体内的发育：尾蚴→囊蚴

肝吸虫的第二中间宿主是淡水鱼、虾。这个事实由日本学者小林晴治郎于 1910 年发现并提出。

发育成熟的尾蚴会从螺内逸出，拖着尾巴在水中游走，12 小时内的感染力最强。当第二中间宿主淡水鱼、虾（如鲩鱼、鲤鱼、麦穗鱼、细足米虾等）出现时，会引起轻微的水波震动，刺激尾蚴的活动。一旦尾蚴碰到淡水鱼，它们会先用尾巴勾住这些鱼，然后蜷缩身体，用口吸盘吸住鱼体表面，再钻入鱼体内，把尾巴留在外面。

尾蚴在鱼的皮下、肌肉等处逐渐长大，不同温度下 20~45 天后可以发育为成熟的囊蚴。囊蚴是肝吸虫的感染阶段（指使人获得感染的阶段），只有囊蚴才能感染人，肝吸虫的其他幼虫形态不能直接在人体发育成熟，也没有感染性。

在终末宿主体内的发育：囊蚴→成虫

扫描标题下方
图标"━━━"
轻松看视频

当人吃下携带有活囊蚴的鱼(或虾)时，由于消化道内各种酶的刺激，使得囊蚴内的幼虫破囊而出，变成后尾蚴。这些后尾蚴通过身体的蠕动和尾巴的摆动，会成群地循胆汁逆流而行，经胆总管到达肝内胆管；也可穿过肠壁，经血运到达肝内胆管，然后尾部脱落变为童虫，并在此处发育为成虫。成虫再产卵，就开始进行下一轮的生活史。成虫可在人体内存活 20~30 年，甚至伴随终生。

除了感染人之外，肝吸虫囊蚴还可以感染猫、狗、猪等脊椎动物。它们被称为肝吸虫的保虫宿主，在某些情况下，体内的肝吸虫能传染给人类。国内已报道自然感染肝吸虫的保虫宿主有 33 种，除了上述 3 种外，还有狼、狐狸、貂、鼠类、兔、牛等，这些动物均可以作为肝吸虫病的传染源(传染源是指体内/体表有寄生虫生长和繁殖，并能排出或散布寄生虫的人或动物)。

如果用一句话来概括肝吸虫的一生，就是：虫卵入螺变尾蚴，尾蚴迷上淡水鱼，脱去尾巴成囊蚴，吃进嘴里病就来。

历史故事

　　发现肝吸虫第二宿主是淡水鱼虾的日本学者小林晴治郎，在 1910 年故意让自己感染肝吸虫囊蚴，在感染 1 个月后于粪便中发现虫卵，并在感染 9 年后重新统计体内虫卵，发现虫卵计数明显减少，于是推断出肝吸虫在人体内至少可存活 8 年以上。虽然这个数据后来被更权威的实验推翻，但他献身科学的举动，即使在 100 年后的今天，仍然让人感到赞叹和钦佩。

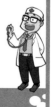

迷上淡水鱼虾

古有"鲤鱼跃龙门"的典故,说的是有一条鲤鱼为了要成龙,就跳起龙门来。虽然龙门水流湍急、惊险万分,但这条鲤鱼不畏险阻、坚持不懈,最终跳进了龙门,成了龙。但它觉得龙多了没意思,见不得其他鲤鱼也跳龙门,就将想跃进龙门的鲤鱼全部顶了回去……

故事有什么寓意暂且不管,但鲤鱼自古以来便被中国人视为吉祥的象征。《本草纲目·鳞之三》也记载:"鲤为诸鱼之长,形既可爱,又能神变,乃至飞越江湖,所以仙人琴高乘之也。"后来这种观念还传至日本,衍生出一个"鲤鱼节",以祈祷家中男孩早日成材,飞黄腾达。

可是,代表着美好寓意的鲤鱼近些年来却让许多人谈"鱼"色变,原因是什么呢?

原来,肝吸虫囊蚴很爱寄生在包括鲤鱼在内的各种淡水鱼体内,人如果吃下含有活囊蚴的鱼肉,极易患上肝吸虫病。那么,除此之外,还有哪些淡水鱼、虾可能携带肝吸虫囊蚴呢?

一百多种鱼可被寄生

截至目前,已查明可被肝吸虫囊蚴感染的淡水鱼有 139 种,我国就有 112 种,而且主要集中在鲤科鱼类,如四大家鱼(青鱼、草鱼、鲢鱼、鳙鱼)、鲮鱼、鲤鱼、鲫鱼等。

在福建等地,肝吸虫囊蚴在麦穗鱼和爬虎鱼中较为多见,有资料表明这两种野生小鱼的感染率高达 100%。

一些淡水虾,如细足米虾、巨掌沼虾、中华长臂虾、鳌虾等也有肝吸虫囊蚴的寄生,是不可忽视的感染来源。

一个囊蚴也有风险

肝吸虫是导致淡水鱼、虾成批死亡的主要原因之一。刚孵出的幼鱼 15 天内只要感染 1 条肝吸虫尾蚴，就可以死亡。囊蚴可以分布在鱼体的各个部位，但 70% 以上的分布在肌肉内，尤其是背部的肌肉，其余部位依次为鱼皮、鱼鳃、鱼鳞和鳍。不过，不同的鱼种不同部位的分布情况也不一致，每克鱼肉中寄生的数量从数个到数百个不等。

研究人员曾将 32 只小鼠各喂食 1 个肝吸虫囊蚴，结果有 28 只小鼠体内的囊蚴发育为成虫。这说明，人只要吃一个囊蚴，就可能感染肝吸虫。很多地方的鱼感染度很高，在这种情况下，只要吃一点点鱼就会患比较严重的肝吸虫病。

有人可能会问："那我吃海鱼是不是就不会患肝吸虫病了？"乍看之下确实如此，其实不然。**在淡咸水、半咸水中养殖过的海鱼也有可能携带肝吸虫囊蚴**。通常只有完全在海里生活的海鱼才不会被肝吸虫囊蚴污染。不过，即使避开了肝吸虫，海鱼中也可能寄生有其他寄生虫，如异尖线虫，危害也较大，应当引起重视。

PART 2 ▶
人是如何感染肝吸虫的

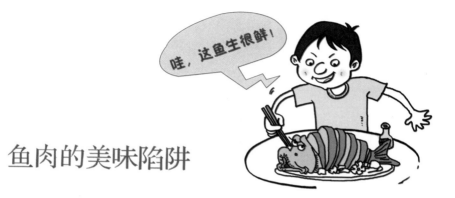

哇，这鱼生很鲜!

鱼肉的美味陷阱

肝吸虫病是一种食源性寄生虫病，换言之，它是吃出来的寄生虫病。中国幅员辽阔，民族众多，各地区都有自己的饮食偏好。广东、广西、黑龙江、辽宁等地之所以肝吸虫感染率如此之高，与当地人爱吃鱼生的饮食习惯密不可分。

中国食鱼生的历史由来已久，最早可以上溯到先秦时期。孔子有言："食不厌精，脍不厌细。"这里的"脍"指的就是鱼生。而明朝时期的著名文人徐霞客在其撰写的《徐霞客游记·粤西游日记三》中也记载："乃取巨鱼细切为脍，置大碗中，以葱及姜丝与盐、醋拌而食之，以为至味。"据说，在食脍盛行的朝代，制作鱼生的技艺在厨师们的手中已经成为一门令人称赞的绝技，可以自成一派，向后代传承。

可见，顶级鱼生的制作并不简单。不仅要讲究形状好看，鱼片还要保证晶莹剔透。各地区还会根据习惯的不同，加入形形色色的佐料，常见的有姜丝、葱白、花生、紫苏叶、鱼腥草、芥末、米醋、米酒等搭配。

但是,这一块块正宗风味的鱼生可能是一块块"致病剂",随时都有可能将肝吸虫囊蚴(囊蚴平均大小为仅为 138 微米 ×150 微米,肉眼很难观察到)送进食客的肚子里,致人患上肝吸虫病。因此,经常吃淡水鱼生的人一定要定期进行检查,确诊后要马上接受治疗。

小 知 识

寄生在喉部的肝吸虫

顾名思义,肝吸虫应该寄生在肝脏中。但在几年前,中山大学附属第三医院的几位医生却发现了 1 例罕见病例——寄生在喉部的活体肝吸虫。

当时,一位患者因为咽喉瘙痒、咳嗽来到医院就诊。医生用电子纤维喉镜检查后发现,他的咽喉部并没有明显的炎性反应,不过在他左侧喉部杓状软骨的黏膜表面,有个红色的线状物体在微微蠕动。定睛一看,是一条活动的虫子。

当医生用纤维钳取出虫子,放在显微镜下观察时,虫子现了原形——扁平、窄长、半透明,长 4 毫米,口部和腹部均有吸盘——这是一条肝吸虫。

喉咙里怎么会有肝吸虫呢?经医生的一番询问,该患者才想起来,他在 20 多天前吃了生鲩鱼片!由于生鱼片感染了肝吸虫,他在进食过程中发生呛咳,导致虫体与喉部接触并吸附在喉部,继而寄居了下来。

好在取出虫子后,该患者的咽痒、咳嗽症状立刻缓解,口服抗肝吸虫病药物后,不久便痊愈。世界第一例"喉部寄生活体肝吸虫病",就这样被成功治愈了。

这些途径，也可能感染肝吸虫

　　我国大部分地区的居民不食生鱼，肝吸虫感染是由于偶然吃到未煮熟的鱼肉或其他被肝吸虫囊蚴污染的食物而引起。

　　假如鱼块过大，或烹饪时间不足，就有可能吃到未熟透的鱼肉。有的地区居民在制作鱼肉饺子时，有尝生肉馅的习惯，囊蚴可能在尝生肉馅时被吃进体内。据报道，某家人过节，用鱼肉包饺子，饺子下锅，这家的主妇在尚未煮熟时取出饺子尝味，数月后出现消化道症状，就医诊断为肝吸虫病，全家8口人中仅她一人被感染，真是疏忽不得！

　　我国也有的地区，群众常常将鱼加工至半熟而食。如西藏有将鱼肉剔除内脏后，挂起风干，随时割取生吃，也有略烤后再吃。山东、江苏某些地区的居民爱吃麦穗鱼，食用方法是将鱼拌入少量面粉，在锅中用油简单煎焙，待两面煎黄后盛出食用。农村有的小孩常在田间溪旁捉鱼，抓到后以盐擦之，外包以绿叶，最后敷上泥土，置灶内烤"熟"后进食，其实这时的鱼肉往往未真的烤熟。

　　以上这些吃鱼的方法，均不能保证杀死肝吸虫囊蚴，故感染的机会很多，此习应改之。

　　此外，即使不直接吃生鱼或者半生鱼，用切过生鱼的刀和砧板再切其他熟食，或用盛过生鱼的器皿盛熟食，亦可因囊蚴污染这些食品而使人感染肝吸虫；母亲在洗鱼、切鱼时没洗手就给孩子喂奶或喂食，也可使孩子感染肝吸虫；鱼死亡后囊蚴浮在水中，这时喝生水也可感染肝吸虫。

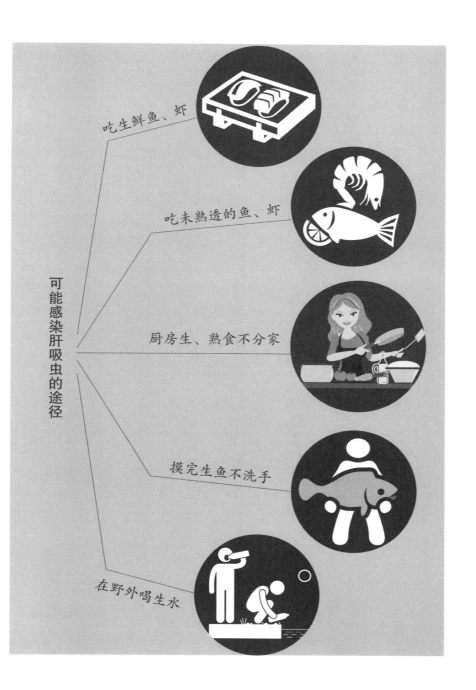

可能感染肝吸虫的途径

吃生鲜鱼、虾

吃未熟透的鱼、虾

厨房生、熟食不分家

摸完生鱼不洗手

在野外喝生水

　　除了生鱼片可能携带寄生虫外，日常生活中常吃的肉——猪肉、牛肉、羊肉等，如果生吃，也可能感染寄生虫。

　　首先是涮羊肉，过去这种吃法只在北方风行，目前南方各地也甚普遍。但羊肉易携带旋毛虫，若进食半生不熟的肉，有患旋毛虫病的风险。最好不要吃半生的羊肉，应坚持烫熟了再吃。

　　其次，部分少数民族有生拌猪肉的吃法，叫剁生、生皮、白生等。但猪容易感染囊虫和旋毛虫，它们寄生在肉内，表现为米粒大小的粒状，俗称"米猪肉"。每一粒状含一条虫，人吃下去以后，会患囊虫病。囊虫可在人的肌肉、眼及脑部生长，危害非常大。

　　此外，吃了生的或是半生的螺肉，容易感染广州管圆线虫。虽然叫作广州管圆线虫，但这种寄生虫并非广州独有，只是首次在广州被发现而得名。若患上广州管圆线虫病，虫体可能会随血液"周游"全身，所到之处会损伤该处的组织，进入脑内时引起头痛、头晕、嗜睡等脑膜脑炎症状。

　　牛肉中也有一种囊尾蚴寄生，称为牛囊尾蚴，牛还可被肉孢子虫寄生。若吃了生的或未煮熟的牛肉，可能患上牛绦虫病或肉孢子虫病，前者较多见，后者极罕见。

　　上述这些常为人们提供蛋白质的动物，并非个个都有寄生虫，只是其中少部分有虫，或者某些地区的动物带虫率高些。而且在各城市的屠宰场，大多数设有肉类检查组，清除那些病畜坏畜，另作处理，这得感谢他们的辛勤劳动，为人民把守第一道卫生关。

一般酱料难杀虫

酱料杀虫？想多了！

　　坊间传言，进食鱼生时用酱油、蒜蓉、芥末或醋拌食及喝酒，能杀死肝吸虫囊蚴，这种说法并不准确。科学实践证明，囊蚴在醋内（含醋酸 3.36％）可存活 2 小时，在蒜汁原液内可存活 2.6 小时，在酱油内（含 NaCl 19.3％）可存活 5 小时，在 70 度的酒内可存活超过 24 小时。

　　可见，酱料对囊蚴的杀灭作用，不仅和浓度有关，还和浸泡时间有关。一方面，在吃之前蘸酱料，作用时间较短；另一方面，酱料进入胃后会被胃液稀释，浓度降低，根本不足以杀死藏在鱼肉里的肝吸虫囊蚴，更不能预防肝吸虫对人体肝脏的侵蚀。各种酱料的作用是祛除鱼生本身所携带的腥味，使其口感更佳，这样反而会使人吃得更多，一不留神，就会摄入大量的肝吸虫囊蚴。

　　此外，人体的胃酸也不能杀死肝吸虫囊蚴。这主要和囊蚴的结构有关。肝吸虫囊蚴有一层囊壁，能起到保护作用。当肝吸虫囊蚴在人体的消化道中遇到胃酸和各种消化酶时，一方面囊壁能起到前期的保护作用，一方面外部的刺激让囊壁中的幼虫活动加剧，分泌一些酶类，让幼虫适时在肠道脱囊而出，并移行至人体的肝内胆管寄生。

高温杀虫最有效

　　这么多方法都无法杀灭肝吸虫囊蚴，那该怎么办呢？

　　临床试验发现，1 毫米厚鱼片内的肝吸虫囊蚴在 70 摄氏度热水中，经 5~6 秒钟死亡，而在 90 摄氏度的热水中，1 秒钟后即能死亡。

事实证明,高温加热是杀灭肝吸虫囊蚴最有效的办法。不过要注意的是,鱼片越厚,所需时间也越长。

至于煮熟的稀粥能否杀灭囊蚴,由于稀粥温度下降很快,一般很难将全部囊蚴杀死,将鱼生放入粥中食用也是不安全的食用方法。

部分商家为了保证鱼肉的口感,不愿意使用高温加热的办法,便想到了冷冻法。这种办法是否可行呢? 我们先来看一组数据: 将 50 只囊蚴在零下 4 摄氏度下保存 12 小时,存活率 100% ; 保存 15 天,存活率 32% ; 保存 30 天时,囊蚴全部死亡。可见,低温虽然可以杀死囊蚴,但时间较长,总体来说性价比不高。

PART 3 ▶
肝吸虫病有哪些危害

肝胆炎症从何来

病因多元，虫体活动是基础

【病例回放】

大吃大喝，染上肝吸虫

刘先生四十开外，肥头大耳，大腹便便，一副成功人士的模样。不过还别说，刘先生在商海摸爬滚打十几年，很大一部分就是靠他这身子骨。但是最近刘先生感到有点不对劲，上腹部不舒服，吃饭无味，四肢乏力，于是他到医院看病。接诊医生详细询问病史和症状后，考虑为病毒性肝炎，建议他做肝功能检查，结果肝功能还真的不正常，血清转氨酶升高，初步诊断为病毒性肝炎。

飞来横祸，刘先生吓慌了，赶紧要求住院治疗。住院医生对他进行了全面检查，除肝功能不正常外，其他检查均无明显异常，甲、乙、丙、丁、戊型病毒性肝炎轮流排队，逐一被排除。然而，根据症状和肝功能却分明是个肝炎，更令住院医感到棘手的是，经过护肝药治疗一个多月，肝功能检查结果时好时坏，症状却渐渐加重，刘先生被这莫名其妙的疾病弄得忧心忡忡，愁眉不展。

后来，医院请来专家会诊，医生在追问病史过程中，注意到刘先生有外出史。原来刘先生三个月前到外地洽谈生意，生意朋友以当地特产鲈鱼、桂鱼等盛情款待,刘先生也久闻其大名,就生鱼片、烤鱼、蒸全鱼,胡吃海喝了几回,过足了一把瘾。

根据这一情况,医生考虑到寄生虫感染的可能,立即做大便浓缩找虫卵、肝吸虫血清抗体检查,结果一出来,终于找到了刘先生肝炎久治不愈的原因,原来刘先生患的是肝吸虫病。病因找到了,经过对症治疗,真是药到病除,20余天后,刘先生就完全恢复了健康。

【点评分析】

肝吸虫病患者为何会出现肝炎呢? 应该说,它是很多因素同时作用的结果。

(1) 虫体自身活动。 作为一种外来生物,肝吸虫寄生在肝胆管中时,虫体本身的活动(如翻转、移动、蜷缩等)会使胆管上皮发生物理损伤,致使胆管上皮细胞坏死脱落,结缔组织基底暴露,促进了管壁的纤维化,极易诱发细菌感染。

(2) 成虫的代谢产物。 在肝吸虫进行各项生理活动时,它需要从人体吸收营养,也会将代谢产物排出体外;若肝吸虫数量过多,肝脏内的营养无法维持其正常生理活动,就会死亡。死亡虫体继而崩解,蓄积在肝脏内。无论是成虫的代谢产物还是死虫的崩解产物,都会使肝内胆管上皮发生化学损伤,刺激胆管黏膜,引起充血、水肿等炎性改变。

(3) 致病菌大量繁殖。 活的肝吸虫囊蚴进入人体内时,可能会携带很多致病菌,如果细菌量较少,身体的免疫系统可以自动将其清除。但如果因为某些原因致使细菌大量繁殖(如虫卵、代谢产物等堵塞了胆管,胆汁引流不畅时),免疫系统无法清除细菌而造成细菌的持续感染,从而引发炎症,甚至是细菌性肝脓肿。

上述原因并不是单独起作用的。一般来说,感染肝吸虫后,肝胆管会同时受到肝吸虫所带来的物理损伤、化学损伤和外来细菌侵袭,致使患者发生胆管炎、胆囊炎和肝胆管炎。

但由于肝脏代偿能力很强,大部分感染程度较轻的肝吸虫病患者不会出现明显症状。即使出现症状,也并不典型,大多表现为上腹不适、疲乏无力、吃饭乏味等,这些症状很容易被误诊为其他疾病。即使给予对症治疗,患者也很难完全治愈,毕竟病因——肝吸虫还未被完全消灭。

因此,如果被诊断为肝炎、胆管炎、胆囊炎等疾病,而经过对症治疗又久久没有治愈,不妨查查是否感染了肝吸虫。

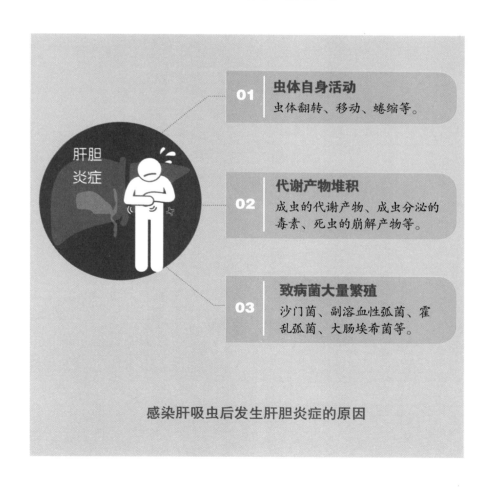

肝胆炎症

01 虫体自身活动
虫体翻转、移动、蜷缩等。

02 代谢产物堆积
成虫的代谢产物、成虫分泌的毒素、死虫的崩解产物等。

03 致病菌大量繁殖
沙门菌、副溶血性弧菌、霍乱弧菌、大肠埃希菌等。

感染肝吸虫后发生肝胆炎症的原因

胆结石，须重视

感染肝吸虫的另一个常见危害是胆结石。根据结石发生的部位，可以分为胆囊结石、胆囊管结石、胆总管结石和肝胆管结石。肝胆管结石又可细分为肝内胆管结石和肝外胆管结石。其中以胆囊结石和肝胆管结石最为多见。

胆结石的不同部位

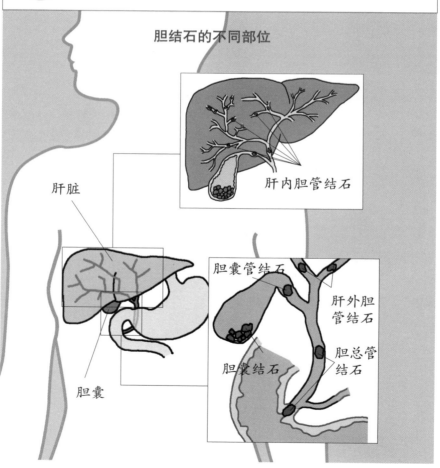

肝脏

胆囊

肝内胆管结石

胆囊管结石

肝外胆管结石

胆总管结石

胆囊结石

众所周知,胆囊的主要作用是储存胆汁,而胆汁是由肝脏生产、主要用于消化食物的。肝脏一天 24 小时都在做工,源源不断地在生产胆汁,但大部分人的进食规律是一日三餐,需要用到的胆汁量有限,那么多余的胆汁怎么办呢? 就临时存放在胆囊中,等需要的时候由胆囊排入肠道帮助消化。

　　一般情况下,胆汁中溶解着许多矿物质,这样能发挥它分解食物的作用。感染肝吸虫后,虫体分泌的化学毒素以及各种代谢产物,会使胆汁的性质发生改变,促使溶解的矿物质发生沉淀。矿物质一旦沉淀,就会像滚雪球一样越滚越大。

　　此外,肝吸虫不断地产卵,虫卵、死亡的虫体和因炎症脱落的上皮细胞不断地聚集,一是形成了结石的中心,二是堵塞了胆管,使胆汁流通不畅,有利于细菌的繁殖,导致某些酶(主要是细菌性 β - 葡萄糖酸醛苷酶)的活性升高,它可以将结合胆红素分解为游离胆红素,致胆汁中的胆红素水平逐渐趋向于饱和,并与自由基和钙离子发生反应,生成难溶性的胆红素钙。

　　有研究还证实,感染肝吸虫后,胆管上皮细胞会发生一些生理变化,分泌很多黏附性较强的糖蛋白,它们可以将虫卵、死亡虫体、脱落的细胞、析出的晶体更紧实地连接在一起。

　　可见,这些因素同时作用,肝吸虫病患者发生胆结石的可能性非常之大,应当引起重视。

肝硬化，疏忽不得

    在某些情况下，肝吸虫病患者可能因治疗不及时而死亡，最主要的原因就是肝吸虫病所引起的严重合并症——失代偿期肝硬化。一般来说，肝硬化的发展会经历肝纤维化、代偿期肝硬化和失代偿期肝硬化。小范围的肝纤维化经过治疗能够好转，而失代偿期肝硬化（肝脏已无法维持正常生理功能）往往预后不佳，死亡率较高。

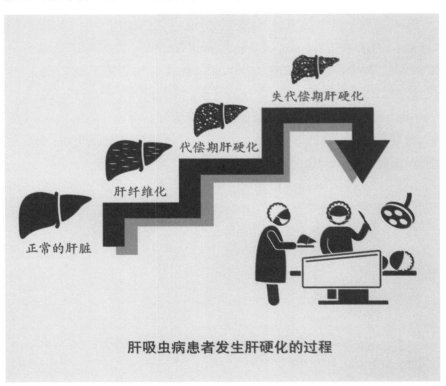

失代偿期肝硬化

代偿期肝硬化

肝纤维化

正常的肝脏

肝吸虫病患者发生肝硬化的过程

持续炎症，久而引起肝硬化

那么，肝吸虫又是如何让肝脏一步步踏入肝硬化的深渊呢？

肝吸虫长期在人体寄生时，会引起肝胆管的炎性反应。由于肝内炎症的存在，肝细胞会不断受到免疫细胞的攻击，同时肝脏的再生能力很强大，能够不断生长出新的肝细胞来代替受伤的细胞，长此以往，肝脏就处于一种被“割几刀，缝几针”的状态。在这种情况下，原本鲜嫩的肝脏会逐渐变得伤痕累累，肝内的纤维组织也会在疾病的折磨下变得异常增生，形成肝纤维化。

好在肝纤维化只是肝硬化的前期表现，这个时候如果能及时遏制这种趋势，可以延缓发展为肝硬化的时间，甚至不发生肝硬化。但如果不加控制的话，肝纤维化就会发展成肝硬化，引起十分严重后果。

人们通常将肝硬化分为早期和晚期，分别对应代偿期肝硬化和失代偿期肝硬化。在肝硬化早期时，肝脏仍能基本维持其正常的生理功能，患者症状很轻微，因此极易被忽视。在肝硬化晚期时，肝细胞数量锐减，肝脏血管系统被严重破坏，可能出现消瘦、乏力、黄疸甚至腹水，呕血、黑便甚至昏迷等严重症状和体征，多数患者会因为肝功能衰竭而失去宝贵的生命。

冰冻三尺，非一日之寒。从感染肝吸虫到肝脏纤维化，甚至发展到肝硬化，需要漫长的时间，多数在十几二十年。如果能在早期就发现肝脏病变，及时开展正确的抗纤维化治疗，患者是可以收获满意的疗效的。这就需要我们平时仔细留意自己的身体状况，遵循良好的生活习惯，定时体检，将疾病扼杀在萌芽中。

腹部积水，需引起注意

腹水是肝吸虫性肝硬化患者最常见的症状之一，人们对此往往百思不得其解，肝生病了，它又不是自来水管，肚子里怎么会积水呢？这些水从哪里来的呢？其实，这些积在肚子里的水就是我们平日摄取以及储存在身体里的水，肝脏生病以后，影响到了人体水的分布和排出，水分淤积在腹腔，形成腹水。腹水可以通过以下几个方面形成。

(1) **压力过大，水被迫搬家**。肝硬化时，纤维组织增生，使流进肝脏的门静脉通道变得狭窄，阻碍了血液的顺利流通，导致门静脉血压升高，门静脉系统(如肠系膜)的毛细血管压力也随之升高。这样一来，毛细血管内的水分就透过管壁，跑到腹腔去了，变成了腹水。

(2) **静脉受阻，淋巴管帮忙**。肝内的纤维组织同样限制了肝静脉流出肝脏的通道，这些血液被阻滞在肝脏内一个个的小腔内，出不去，便转变为淋巴液，大量的淋巴液注入淋巴管，超出了胸导管这个"中间商"的输送能力，淋巴液就只好可怜地流到腹腔，变成腹水，而且这种腹水来源于血液，蛋白含量很高，产生速度快却不容易被吸收，因而会越积越多。

(3) **肝脏遭罪，肾脏共苦**。肝硬化时，同甘共苦的好兄弟肾脏也不轻松，因为血液流动在肝脏这里受到了阻碍，流到肾脏的血液也减少了。为了缓解肝脏的不利，肾脏也想出了很多办法，如肾血管收缩使肾血流量降低等，可是越帮越忙，差点连肾脏自己也搭进去了，轻一点的会水钠潴留、少尿无尿，更严重者还会形成肾功能衰竭。水排不出去，自然又淤积在腹腔，腹水又增加了。

(4) **腹水难消，细菌作乱**。肝硬化时，人体抵抗力会下降，但同时肠壁的渗透性会增加。如果此时饮食不注意，会造成肠道内的细菌大量繁殖。细菌们觉得力量强大，了不起了，便变得骚动不安起来。当它们认为有机可乘，就会成群结队地跨过肠壁，来到腹腔闯荡。由于它们大量繁殖，便引起腹膜炎。原发性腹膜炎属于严重感染，这时腹水生成得特别快。如果对这些非法"移民"的细菌制裁稍晚，很容易发生休克或器官功能衰竭，甚至危及生命。

怎么就患癌了

　　人感染肝吸虫后,危险性并不仅限于肝胆炎症、胆结石、肝硬化,还包括最让患者担忧的肝胆管癌。这会使患者的病情雪上加霜,即使积极进行治疗,也很难获得理想疗效。

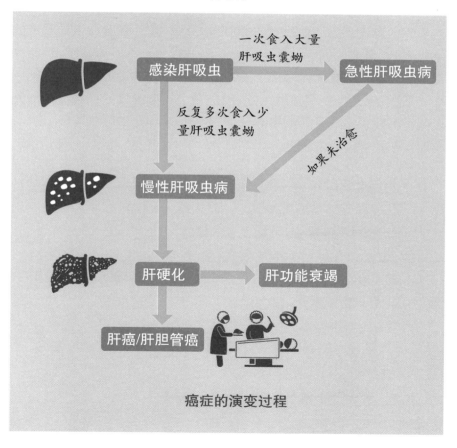

一次食入大量
肝吸虫囊蚴

感染肝吸虫 → 急性肝吸虫病

反复多次食入少
量肝吸虫囊蚴

如果未治愈

慢性肝吸虫病

肝硬化 → 肝功能衰竭

肝癌/肝胆管癌

癌症的演变过程

早在 2009 年,肝吸虫就已经被国际癌症研究署(IARC)认定为引起肝胆管癌的病因学因素。不过关于肝吸虫如何诱发癌症,目前尚无明确的医学定论。编者查阅大量研究报道,总结原因可能有以下几个方面:

一是肝吸虫寄生所引起的炎性反应,会使胆管上皮细胞持续地脱落,并快速增生。在这个过程中,细胞发生突变的机会大大增加。

二是肝吸虫分泌的某种物质,可以使人体抑制癌发生的蛋白——p53 表达下降,或者使 p53 结构发生突变,一旦抑癌开关受到破坏,细胞也更容易发生癌变。

有学者还认为,肝吸虫在长期进化过程中,会获得与人体相近的某些基因,来调控细胞的生长发育。当肝吸虫进入肝胆管后,可能会诱导肝细胞恶性转化,最终导致癌症。

不过,癌症不是突然发生的,而是一个长期慢性的病程。大部分合并有肝胆管癌的肝吸虫病患者,会先出现肝硬化的临床表现。因此,早期诊断和治疗非常重要。

小 知 识

儿童感染肝吸虫,可能发生侏儒症

如果儿童反复感染肝吸虫,会使其生长发育受到严重影响,甚至会形成侏儒症。因为肝吸虫寄生在胆管时,容易阻塞胆道,使肠功能发生紊乱,影响了蛋白质、碳水化合物、脂肪和各类维生素的吸收,直接导致患儿营养不良。

如果没有得到及时的治疗,患儿多在 10~16 岁生长停滞,身高比同龄人矮 15~35 厘米,性腺发育不良,可伴有肾上腺、甲状腺、垂体等内分泌功能低下表现,不过智力大多正常。

PART 4 ▶
肝吸虫病早发现

临床症状辨一辨

　　人如果一次性食入大量的肝吸虫囊蚴,可致急性肝吸虫病。由于肝吸虫囊蚴在人体内发育成熟至产卵,需要一定的时间,因此并不是一食入肝吸虫囊蚴就马上出现症状,而是有一定的潜伏期,这个时间的长短和感染程度有关。相关报道显示,患者最短在 7 天后出现症状,最长在 40 天后出现症状。

　　若近期吃过鱼生或未熟透的鱼(虾),且出现下面这些症状,有必要立刻到医院接受检查,早诊断才能早治疗。

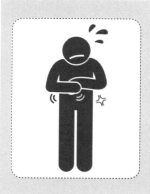

临床症状1：肝区疼痛或上腹疼痛

　　最早出现的、可以被觉察的症状是肝区疼痛和上腹疼痛。因为肝吸虫的寄生部位是肝内胆管,虫体的机械活动和代谢产物会刺激这个部位,从而引发疼痛。疼痛一般表现为持续性的刺痛或隐痛,进餐后疼痛程度可能会加重。

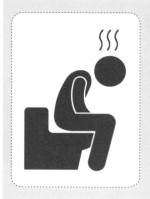

临床症状2：腹泻

随着虫体的代谢产物不断增多，会随胆汁流入消化道，并导致腹泻。通常每日大便3~4次，且以黄色稀水便为主。如果出现白陶土样稀水便，可能是感染肝吸虫囊蚴的数量较多，堵塞了胆道。伴随腹泻的还有食欲不振、厌油腻、疲乏无力等其他症状。

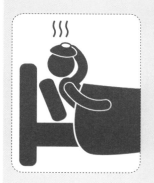

临床症状3：发热

当肝功能障碍时，会导致发热，发热时体温多在37.5~39摄氏度。它一般在上腹痛、腹泻后出现。患者常常伴有明显的寒战、周身不适，误认为得了感冒，并在门诊以感冒进行治疗，结果并未好转。发热持续的时间长短不一，短的大概3~4天，未经治疗者可能持续1个月。

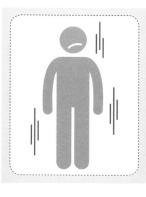

临床症状4：黄疸

与普通感冒最大的区别是，急性肝吸虫病患者会出现黄疸（全身皮肤发黄）的症状。这是由于肝吸虫寄生时会使肝细胞受损，导致肝脏摄取、结合和分泌胆红素的能力降低，加上毛细胆管受压或胆栓形成，以致胆红素代谢障碍而造成黄疸。

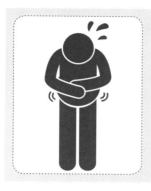

临床症状5：肝脏肿大并有压痛

当疾病继续进展时，会出现肝脏肿大的症状。一般以左叶肿大为主（原因可能是左肝胆管较右肝胆管粗且直，更容易被肝吸虫寄生），且触之较痛。它的发生与肝内胆管的炎性反应密切相关，而且早期时，只能通过 B 超检查发现。

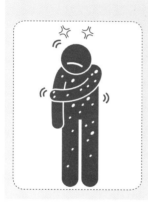

临床症状6：荨麻疹

当肝吸虫的代谢产物被吸收入血后，会刺激肥大细胞释放组胺、激肽等，引发一系列的过敏反应。最为常见的就是荨麻疹，它主要表现为皮肤突发瘙痒，随即出现一片一片鲜红色或苍白色的风团。不过，只要找到过敏原，即针对性治疗肝吸虫病，荨麻疹也能药到病除。

为何老是被误诊

在临床上,医生确诊某种疾病,一般是根据患者的病史、典型症状和体征,以及某些辅助检查的结果加以综合判断得出,肝吸虫病也不例外。如果能在患者的粪便或者胆汁中发现虫卵,即可建立诊断并进行相应的治疗。但就目前的数据来看,肝吸虫病仍然有相当高的误诊率和漏诊率,原因是什么呢?

原因一:症状不典型

根据肝吸虫病的感染程度,患者的症状有较大差异。

急性感染时,通常会出现腹痛、腹泻、发热等症状,这些症状轻重不一,容易被误诊为感冒、肠炎等进行治疗,有的甚至发生了肝胆炎症、胆石症还不能确诊。而且这段时期,粪便或胆汁检查较难发现虫卵,因为肝吸虫感染人体后,需要先从囊蚴发育成虫,成虫再产卵,总过程大约需要1个月,甚至更长的时间。

慢性感染时,患者通常以腹胀、厌油腻、食欲不佳等消化道症状为主,这些症状较容易被忽视,而且常被误诊为胃病治疗。当然,也有慢性患者平时根本没有症状,只是在体检时才得以发现。但无论有无症状,一旦确诊就应积极治疗,否则会引起严重的合并症。

原因二:虫卵过小

肝吸虫卵的平均大小为29微米×17微米,肉眼是无法看见的,需要借助显微镜才行。

在低倍显微镜下,肝吸虫卵像一颗颗芝麻粒,再继续放大,虫卵看起来更像西瓜籽。当然,不管是什么形状,最重要的一点是,肝吸虫卵是人体常见寄生蠕虫卵中最小的一种。稍不注意,就容易被漏检,从而影响医生对病情的判断。

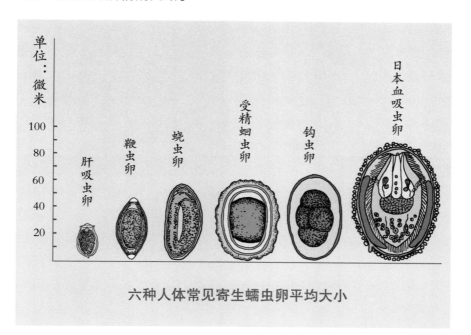

六种人体常见寄生蠕虫卵平均大小

原因三:严重忽视

肝吸虫病与乙型肝炎的临床表现类似,但肝吸虫病远没有像乙型肝炎那样受到重视。因此,患了肝吸虫病后,患者想不起主诉,医生想不起问诊。在各类体检项目中,也很少把肝吸虫病列入检查项目。大部分医院的检验科缺少肝吸虫检验的人才和技能,导致误诊严重。

鉴别诊断有意义

　　肝吸虫病易与病毒性肝炎、消化性溃疡、肝片形吸虫病与日本血吸虫病等相混淆。如果能在早期对疾病进行鉴别，就可以尽快对症下药，提高疾病的治愈率。

肝吸虫病 vs 病毒性肝炎

　　病毒性肝炎并非是指一个单独的疾病名称，而是代表着一组疾病。迄今医学界已明确知道，病毒性肝炎至少有五位"成员"：甲型肝炎、乙型肝炎、丙型肝炎、丁型肝炎和戊型肝炎。特别是乙型肝炎，不仅携带者人数众多，而且对身体的危害也非常巨大。

　　相比而言，肝吸虫病比起病毒性肝炎更容易治愈，但如果被忽视，同样也会引起较严重的合并症。肝吸虫病可以从以下几个方面和病毒性肝炎相鉴别：

　　(1) 病毒性肝炎早期常出现黄疸、肝肿大(肝左右两侧均肿大)，特别是肝功能明显异常。肝吸虫病则大多表现为肝脏左叶肿大，肝功能偶有异常。

　　(2) 病毒性肝炎患者无生食或半生食鱼虾史，粪便、胆汁检查均无虫卵，且血清肝吸虫抗体检测呈阴性。肝吸虫病患者则有生食或半生食鱼虾史，粪便、胆汁检查均有虫卵，且血清肝吸虫抗体检测呈阳性。

　　需要注意的是，与单纯肝吸虫病患者相比，同时患有肝吸虫病和乙型肝炎的患者肝脏损伤程度更严重，体内胆红素和转氨酶水平会明显增高。此类患者由于肝脏寄生有肝吸虫，如果贸然针对乙型肝炎进行抗病毒治疗,不仅疗效会大受影响,并且可能加重病情。因此,临床上一定仔细鉴别肝吸虫病和肝吸虫病合并乙型肝炎,方法很简单,询问患者是否有食鱼生史或外出就餐史,并连续 3 天检查其粪便是否有肝吸虫卵。

肝吸虫病 vs 消化性溃疡

肝吸虫病的主要临床表现和消化性溃疡(如胃溃疡、十二指肠溃疡等)相似,但如果消化道症状经对症治疗后仍无法改善,要考虑有肝吸虫感染的可能。两种疾病可以从以下几个方面进行鉴别:

(1) 消化性溃疡患者常见嗳气、反酸等症状,没有肝区疼痛、肝肿大等症状。肝吸虫病患者常见肝区疼痛、肝肿大等症状。

(2) 消化性溃疡患者无生食或半生食鱼虾史,粪便、胆汁检查均无虫卵,且血清肝吸虫抗体检测呈阴性。肝吸虫病患者则有生食或半生食鱼虾史,粪便、胆汁检查均有虫卵,且血清肝吸虫抗体检测呈阳性。

(3) 消化性溃疡患者 X 射线胃肠钡餐检查有龛影,而肝吸虫病患者检查无龛影。

注: X 射线钡餐检查是指让患者吞服钡餐后,钡剂充盈于溃疡的凹陷处,X 射线检查时呈现一块致密影,凸出于胃、十二指肠钡剂轮廓外,称之为龛影,这是诊断溃疡的直接征象。

肝吸虫病 vs 肝片形吸虫病

从名字上看,肝吸虫病极其容易和肝片形吸虫病混淆,但它们却是截然不同的两种疾病。肝片形吸虫病主要感染家畜(牛、羊),人偶尔会被感染,主要是因为生食了被肝片形吸虫囊蚴污染的水生植物(水芹、茭白等)或牛、羊内脏以及喝了生水。

由于这两种寄生虫的症状比较相似,一般通过粪检虫卵相鉴别。肝吸虫卵有卵盖,黄褐色,形似芝麻,卵的大小为(27~35)微米 ×

（12~20）微米；肝片形吸虫卵椭圆形，大小为（130~150）微米×（63~90）微米，很容易和肝吸虫卵相区分。

肝吸虫病 vs 血吸虫病

血吸虫病（下文主要指日本血吸虫病）是对人类危害最严重的寄生虫病之一，在我国五大寄生虫病中名列前茅。人是因为接触了含有血吸虫尾蚴的疫水而被感染。

新中国成立初期，我国血吸虫病流行严重，遍及长江流域及以南13个省、自治区，300多个县市，有1亿人口受到血吸虫的威胁。毛主席在他的诗《送瘟神》中所说"绿水青山枉自多，华佗无奈小虫何！千村薜荔人遗矢，万户萧疏鬼唱歌"就是对当时流行疫区的生动写照。不过经过几十年的努力，血吸虫病的流行已经得到了控制。

从临床症状上看，肝吸虫病和血吸虫病较为相似，都会出现发热、腹痛、腹泻、肝肿大等。但它们可以从以下几个方面相鉴别：

（1）晚期血吸虫病常见便血、咳嗽、咳痰、咳血等症状，而且发病时间多在夏秋。肝吸虫病常见上腹不适、腹痛、腹泻等症状，发病时间全年都有。

（2）血吸虫病患者有疫水接触史，无生食或半生食鱼虾史。肝吸虫病患者无疫水接触史，但有生食或半生食鱼虾史。

（3）血吸虫病血清血吸虫抗体检测呈阳性，粪便检查发现血吸虫卵。肝吸虫病患者血清肝吸虫抗体呈阳性，粪便检查发现肝吸虫卵。

定期体检别忘记

　　肝硬化、肝胆管癌的发生，是一个漫长的病变过程，从胆道的肝吸虫感染到肝胆管发生癌变，往往会经历几年，甚至几十年。如果能在早期及时发现，采取适当的措施，在没有发生严重病变前驱虫，肝吸虫病基本上都能治愈。

　　那么，怎样做才能及时发现呢？答案是：规范的定期体检。

　　当前较为常见的肝吸虫病筛查是肝吸虫 IgG 检查，它可以通过抽血发现肝吸虫感染人群体内存在的一种特殊抗体——IgG 以诊断疾病。以某位健康女性的肝吸虫 IgG 检查报告单为例，表中的阴性（—）表示未感染肝吸虫：

外送				
肝吸虫 IgG 抗体	检查日期：2016-11-21		检查医生：×××	
项目名称	检查结果	单位	提示	参考值
肝吸虫 IgG 抗体	阴性（—）			阴性
小结：未见异常				

　　一旦检查结果呈阳性（＋），就表示体检者现在感染了肝吸虫，或者曾经感染过肝吸虫。

　　不过要注意一点，肝吸虫囊蚴进入人体到它发育为成虫并产卵，所需时间大约需要 1 个月，抗肝吸虫 IgG 出现的时间也与此类似。如果在吃了鱼生后立刻体检，可能无法得到准确的结果。因此，最好将肝吸虫病筛查列入定期体检项目中。

PART 5 ▶
如何确定已感染肝吸虫

粪便检查，这样做更精确

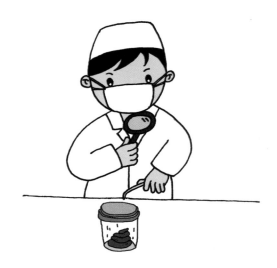

　　粪便检查不仅是许多胃肠道疾病的诊断方法之一，也是怀疑有寄生虫感染时必须进行的一项检查。因为肝吸虫产卵后，部分虫卵会随胆汁进入消化道，并随着粪便被排出体外。采集患者的粪便来确认是否有虫卵，是诊断肝吸虫病最直接的方法。

为了保证检测结果的准确性,留取粪便时需要注意以下几点:

1. 容器 通常使用医院提供的大便杯留取。大便杯不仅有详细的刻度,还带有特殊设计的匙盖(即瓶盖和挑取粪便的勺子连在一起),非常方便和实用。若条件不允许,也应选择清洁、干燥、有盖的容器留取粪便。有些人随便找一个药瓶或盛过什么东西的小瓶,不经清洗就拿来用,这是不对的。因为瓶中残留的物质会污染粪便,干扰测定。

2. 次数 留取粪便时至少要连续 3 天送检 3 次。因为肝吸虫的排卵量并不是恒定的,有时高有时低,如果在排卵量很少时,又只送检一次,很可能会漏检。"三送三检"是为了保证结果的准确性。

3. 便量 有的患者留取粪便送检时,将一次性排出的大便全部收集起来,认为这样才能准确反映粪便中是否有虫卵。其实,检测虫卵需要的粪便量一般为 2~3 克(约黄豆大小),如果是稀水便,1~3 毫升也足够了。不过根据粪检方法的不同,有时候医生也会要求患者留取红枣大小的粪便,这时应当听从医生的建议。

在取便时,注意粪便的各个部位都少量取一点,以免虫卵集中在一块,导致漏检。如果没有粪便而又必须采集,或者便秘排不出粪便时,可要求医生使用特定的小刷子(无菌肛拭子)插入肛门 2~4 厘米,轻轻旋转取粪便。

4. 保存 粪便中的化学物质、有形成分不稳定,排出后即开始发生物理和化学变化。粪便本身又是一种适于细菌繁殖的半固体,放置时间过长,细菌极易生长。因此留取粪便之后,一定要及时送检,最好不要超过 2 小时。若不能及时送检,最简单的保存方法就是冷藏,将粪便标本置于 4 摄氏度冰箱即可。

5. 注意事项 粪便中不可混有尿液。因为尿液会稀释粪便,有可能将粪便表面的虫卵冲洗到容器底部,而导致漏检。不能直接从便盆中取粪便,应该留取新鲜的粪便,然后尽快交给医生。

引流胆汁检查，查虫卵最有效

十二指肠引流胆汁查虫卵是比较可靠的检查方法。因为肝吸虫主要寄生于肝内胆管，虫卵在此处较为集中，引流胆汁查虫卵准确率较高，而且此法可以直接确定人体是否被肝吸虫感染。

鼻肠管和胃镜，相辅相成

传统的十二指肠引流胆汁检查仅使用小肠管引流胆汁，由于操作复杂，引流时间较长(约 3 小时)，常给患者带来一定的痛苦，部分患者难以接受，临床应用并不广泛。

新型的十二指肠引流胆汁检查加入了辅助工具——胃镜，它相当于医生的第三只眼，可以在体外的电视屏幕上观察到肠道内的情况，大大减轻了患者的痛苦。

具体的操作方法是，先将鼻肠管从鼻腔伸入到胃内，然后将胃镜从口咽部插入消化道。在胃镜的直视下，将鼻肠管送入十二指肠降段，然后向鼻肠管注入 33% 硫酸镁溶液 50 毫升，等待 15 分钟后，用 20 毫升无菌注射器负压抽取胆汁送检。

根据存储部位的不同，胆汁分为 3 种颜色，最先流出来的是胆总管中的胆汁，为橙黄色；然后流出来的是胆囊中的胆汁，为棕褐色，最后流出来的是肝内胆管中的胆汁，为淡黄色。一般情况下，肝内胆管中的胆汁，虫卵量最多。

此外，胃镜引导下十二指肠引流术还能对消化道黏膜进行全面的检查,既可以排除其他的胃肠道疾病,又能对后期疗效进行检测,是目前临床住院患者较为常用的检查方法。

十二指肠引流胆汁检查前的必要准备

十二指肠引流胆汁检查前要对咽部进行局部麻醉,应禁食、禁饮12小时,在清晨空腹进行。

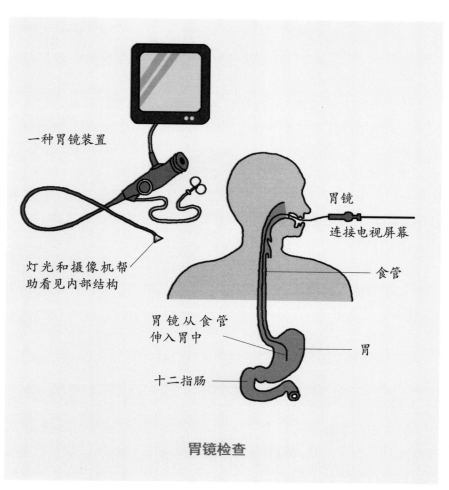

一种胃镜装置

灯光和摄像机帮助看见内部结构

胃镜
连接电视屏幕

食管

胃镜从食管伸入胃中

十二指肠

胃

胃镜检查

抽血查抗体，方便快捷

在肝吸虫的生命过程中，它不断摄食、排泄、产卵、死亡，会产生大量成分不同的物质（医学上称为抗原），这些物质进入血液后逐渐增多，会刺激人体的免疫系统释放特异性抗体，抗体对肝吸虫有杀伤和抑制作用，与抗原结合后还能降低肝吸虫的毒性，从而对机体产生一定的保护。

通过抽取少量血液检查其中特异性抗体，可以对肝吸虫的感染情况进行判断，这就是前文提到的肝吸虫 IgG 检查。

事实上，感染肝吸虫后，参与体液免疫的特异性抗体有很多种，包括 IgM、IgA、IgE、IgG 等，它们的含量都会增加，其中 IgG 的增加最为显著，也最具临床实践意义。不过在感染早期时，血液中的 IgG 含量并不会明显增加，因此，IgG 检查不能发现特别早期的肝吸虫病。

由于 IgG 在血液中存在时间较长，已被治愈的肝吸虫患者，体内仍可能有 IgG 残留。因此，不能单纯凭 IgG 的检查结果来确定是否感染肝吸虫，最好再进行粪便或十二指肠引流法查虫卵进行确诊。

另外，为了解决这个问题，研究人员发现短程抗体 IgG_4 有确诊价值，因为 IgG_4 在肝吸虫被杀灭后，几天内就会完全消失，因此检查 IgG_4 可以确诊肝吸虫病，而且还有疗效考核价值。

酶联免疫吸附试验（ELISA）的检测过程

肝吸虫产卵量有一定的波动性，虫卵又非常小，传统的诊断方法容易漏诊和误诊。在此条件下，免疫学技术应运而生，它弥补了粪便检查和十二指肠引流胆汁法的不足，可以实时监测肝吸虫在机体内的

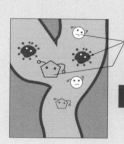

1.肝吸虫的代谢产物、虫卵、毒素渐渐堆积在胆管。

2.代谢产物、虫卵、毒素随着胆汁流进了血液。这些进入血液的物质被称为抗原。

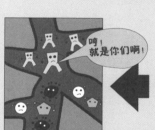

3.机体识别出抗原是外来"侵略者",免疫系统受到刺激,分泌特异性免疫球蛋白,这些免疫球蛋白就是抗体。

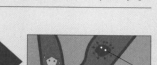

4.抗体特异性识别外来抗原。

5.抗体和抗原表面互补,结合在一起形成抗原抗体复合物。

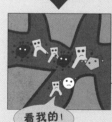

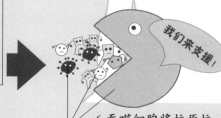

6.吞噬细胞将抗原抗体复合物吞噬。

抗体是如何作用的

活动,效率更高、信息更丰富。

目前,应用较为普及的免疫学诊断方法是酶联免疫吸附试验（ELISA）。

什么是 ELISA

(1) 采用基因工程的方法,用大肠杆菌表达肝吸虫的特异抗原。

(2) 采集待检者的少量静脉血（里面可能含有 IgG_4）。

(3) 将抗原稀释至合适浓度,再拍干处理。

(4) 将待检血清滴到处理后的抗原上,若血清中有抗体,颜色就会变黄。

小 知 识

为何不直接查抗原确定疾病?

其实,查抗原是最直接的诊断方法。只要有活的肝吸虫存在,抗原物质就会不断地产生,检测抗原能准确地反映出感染情况。但是,肝吸虫寄生在肝内胆管,其释放的抗原必须透过胆管壁、肝细胞组织、血管壁三层结构才能进入血液。在这个过程中,肝吸虫抗原会被过滤,真正能进入血液循环的抗原物质很少,目前的技术手段尚无法达到精确诊断的目的。

辅助诊断：影像学检查

超声检查，影像学的优先选择

将单凭人耳无法捕捉到的高频率声波照射进入人体后，再对反射回来的反射波用电脑进行图像处理，并将结果显示在屏幕上，这就是超声波检查。

超声检查一般可分为二维黑白 B 超、彩色多普勒超声、三维超声等。最基本、临床应用最多的是二维黑白 B 超，顾名思义，它显示的影像图是黑白两色的；彩超则是在黑白超声的基础上增加了血流探测功能，具体来说就是用红色和蓝色来显示肝脏血管的血流情况，因而分辨力和敏感性更高；三维超声是在二维超声的基础上增加了一个时间轴，可以显示检查部位的立体结构。

此外，超声还有增强版的，那就是超声造影。它通过向静脉注射超声造影剂，来增强人体的血流信号，实时观察检查部位的血流灌注信息，以提高诊断的准确性。

不过要注意，作肝胆超声检查要求空腹，即检查前 8 小时内不能进食，6 小时内不能喝水。因为进食、喝水后，胆囊会把里面储存的胆汁排到肠道里（用来消化食物），排空胆汁的胆囊就会缩小，从而影响医生观察胆囊的形态特点。喝水、进食还会使胃肠道体积膨胀，并遮盖住部分肝脏及胆囊，影响检查效果。至于肾脏、膀胱、输尿管和子宫、前列腺等检查，则不受这个限制。

因感染程度和感染时间的不同，肝吸虫病患者的超声声像图有一些差异，不过整体上还是有一定的规律。肝吸虫病的超声声像图可出

47

现"双轨征""斑点状""片状回声""胆管比例失常"等情况,当看到自己的超声报告里有这些字眼时,要提高警惕,马上找专业医生进一步明确诊断。

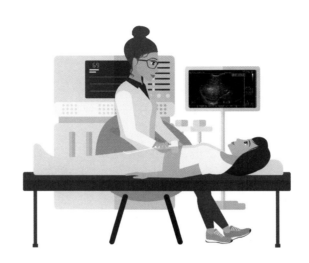

CT检查,颇有价值

CT检查即计算机断层摄影术,它是用X射线对人体进行扫描,用电脑记录身体对X射线的吸收情况,并进行图像化处理,得出检查部位的横切面"照片"。用这种方法得到的影像图,具有高分辨、高对比、低噪声的特点,更利于疾病的诊断。

根据技术的不同,CT检查可分为平扫和增强扫描。平扫是CT的常规检查,能够提供病变的初步定位和定性信息,显示病灶的大小、数目和形态。增强扫描是指静脉注射对比剂(碘剂)后进行扫描,一般是一边推药一边扫描,这可以使病变显示得更清楚。

根据探测器排数的不同,CT检查还分为16排、32排、64排螺旋CT等。16排是指拥有16排等距探测器,每360度扫描可产生16幅薄层图像,32 排和 64 排与之原理类似。

从理论上来说,CT 排数越多,扫描层越薄,越容易发现小病灶。同时,扫描时间也大为缩短。不过排数越多,价格也更贵。诊疗时应根据实际需要,结合自身的经济条件进行选择。

在肝吸虫病的诊断过程中,CT 检查的主要作用是,查看肝内胆管的扩张程度和肝肿大情况,进而确定疾病的治疗方法。

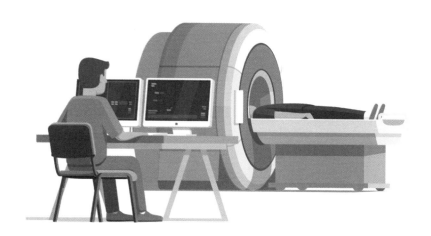

核磁共振胰胆管造影(MRCP)

与 CT 检查相比,核磁共振成像(MRI)具有无辐射的优点,而且无需注射造影剂。因为它是利用人体核磁共振原理,将电磁波打到身体后,通过电脑进行图像化处理。从这个角度来看,带有金属或身体内有金属异物的患者不宜做 MRI 检查。

核磁共振胰胆管造影(MRCP)是在核磁共振成像(MRI)的基础上,进一步开发的针对胰胆管疾病的诊断技术。它能清晰地显示胰胆管的扩张情况,解剖分辨率更高,还能提供一定的病理和生化信息,有助于提高诊断的准确性。

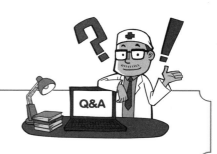

经典答疑

◆问：肝吸虫病会在人与人之间相互传染吗？

答：要了解肝吸虫病能否传染，首先要知晓肝吸虫病的传播途径。

人体感染肝吸虫是因为食入了活的肝吸虫囊蚴，而囊蚴进入人体后，会从消化道辗转迁徙到肝脏，并在此处发育为成虫，然后产卵，进行下一轮的生活史。从虫卵发育到囊蚴（肝吸虫的感染阶段），必须要有淡水螺、淡水鱼虾的参与，因此，肝吸虫病是无法在人与人之间互相传染的。

此外，由于肝吸虫寄生在肝脏，不会侵害生殖系统。因此，孕妇感染了肝吸虫，并不会遗传给胎儿，也不会对妊娠过程造成影响。

但是，肝吸虫会夺取宿主的营养，使宿主肝胆管受损，出现各种消化道症状，从而损害孕妇和胎儿的整体健康。孕妇应当严格注意饮食，避免吃可能携带肝吸虫活囊蚴的食物。

◆问：总胆汁酸升高是患了肝吸虫病吗？

答：胆汁酸是胆固醇在肝脏分解代谢的产物，是胆汁的主要成分。血清总胆汁酸（TBA）是 0~10 微摩尔／升。超过这个范围，一般属于 TBA 偏高。

TBA 主要是由肝脏合成、分解和代谢，当肝细胞受到损伤时，胆汁酸的代谢就会发生异常，进而导致 TBA 偏高。

肝吸虫在肝脏寄生时，会损害肝细胞，并导致 TBA 升高。但并不是 TBA 升高就一定是患了肝吸虫病，其他原因，如慢性肝炎、急性肝炎、肝硬化、肝癌等肝病，都会引起 TBA 不同程度的偏高。

临床上，要检查是否合并某些基础疾病，如乙肝、丙肝、自身免疫性肝炎等，是否有高血压、冠心病、糖尿病病史，是否长期使用某种药物，是否长期饮酒或服用某种中药。

如以上情况都没有，则不必太过担心，建议定期检查即可。先检查是否有肝吸虫感染，如果结果是阴性，再做进一步检查，检查项目包括肝功能、彩超等。也可在医生指导下，服用熊去氧胆酸（商品名：优思弗）1 个月后复查。日常可多吃一些高蛋白质、高纤维的食物，常吃新鲜的水果和蔬菜，营养要均衡。

答:慢性肝吸虫病最终可能发展成肝癌。但很多人并不清楚肝癌的筛查方式,错把肝功能检查当筛查肝癌的重要指标,以为肝功能正常就可以高枕无忧,其实不然。因为肝脏具有代偿能力,只要30%的肝细胞正常,就能维持肝脏的正常工作,肝功能检查显示不出异常。

目前,筛查肝癌较灵敏、较特异的指标是甲种胎儿蛋白(甲胎蛋白,AFP),它是胎儿血清的正常组成部分,为胎儿的生长发育所必需。研究表明,甲胎蛋白是胚胎发育过程中维持正常妊娠所必需的蛋白,它起着保护胚胎不受母体排斥的重要作用。AFP蛋白合成主要在胎肝、卵黄囊和胃肠道,胎儿出生后,血清中AFP浓度急剧下降,大约在出生后第五周时,血清中AFP水平下降至正常,也就是在25微克/升以下。

正常人的血清AFP含量低,当AFP检测显示含量明显升高时,需要警惕原发性肝癌。一般来说,若定量测定结果AFP > 400纳克/毫升持续1个月,或AFP > 200纳克/毫升持续2个月者,并能排除妊娠、活动性肝病、生殖腺胚胎源性肿瘤等,可以考虑为肝癌。另外,B超、CT检查可以检出肝脏有无肿块等异常。

经常吃鱼生的人,是慢性肝吸虫病的高危人群,而由于慢性肝吸虫病大多无明显症状,在十几年后却有可能发展为肝癌。建议确诊为慢性肝吸虫病后做AFP检查,以判断有无肝癌。一旦确诊肝癌,必须早治疗。肝切除术仍然是目前治疗肝癌最有效的根治性手段。当然,手术之后也要服用吡喹酮或阿苯达唑等驱虫药,以杀灭肝吸虫。

◆问：体检肝内有钙化灶，要不要紧？

答：形成肝内钙化灶的病因包括：①肝内胆管结石，这是最常见的因素。②肝内慢性炎症或创伤，我国是乙肝高发国，因慢性乙肝导致的肝内钙化灶也比较常见。③寄生虫感染，比如肝吸虫感染。④肝脏良恶性肿瘤和肝内转移瘤钙化，这种情况虽不多见，但中年人应引起重视。⑤先天发育异常，常合并先天畸形，这种情况比较少见。

病因不同，处理方法也不同。因此，肝内钙化灶应结合患者的所有医学信息进行综合分析，包括有无肝炎感染、寄生虫接触史，有无消化道不适、肝区疼痛、黄疸等症状，肝炎病毒检查、肝功能检查有无异常等，重点是排除肝脏原发性恶性肿瘤及转移瘤。

对于无自觉症状和体征，肝脏的大小、形态和功能无明显异常者，肝内钙化灶可能与先天发育异常、营养不良、钙磷代谢紊乱、肝脏创伤愈合后改变等因素有关。这类肝内钙化不需治疗，但为慎重起见，应随访观察2～3年，每3～6个月复查一次B超检查。

得了肝吸虫病，怎么办

治疗篇

PART 1 ▶
口服驱虫药,疗效早知道

抗肝吸虫药物种类

　　20 世纪中期,氯喹、呋喃丙胺、硫双二氯酚等药物被率先用于治疗肝吸虫病。但这些药物通常疗效欠佳且不良反应严重,因而一直备受诟病。人们迫切需要一种疗效好、副作用小、服用方便的抗肝吸虫药物。在这种情况下,吡喹酮、阿苯达唑等新型药物也随之问世了。

吡喹酮,杀虫很有效

　　吡喹酮是广谱抗蠕虫药物,于 1972 年由德国 E.Merck 和 Bayer 两家药厂联合研制成功,原本主要用于防治血吸虫病,后来,有医学专家发现它对肝吸虫也有明显的杀伤作用,遂将其用于治疗肝吸虫病,结果不仅患者普遍痊愈较快,整个疗程也基本没有出现不良反应。正因如此,吡喹酮也被世界卫生组织(WHO)指定为治疗吸虫、蠕虫等寄生虫病的首选药物。

　　吡喹酮的主要药理作用是通过破坏肝吸虫的皮层和肠管,进而使虫体的吸收和代谢功能发生障碍,这样肝吸虫就会因能量耗竭而死;另一方面,吡喹酮对虫体皮层的损伤作用,还会使表皮产生皮疱,突出体表,进而糜烂溃破,虫体的不同部位亦先后溶解坏死,这也会导致肝吸虫的死亡。

　　吡喹酮目前在国际上的需求非常巨大——尤其是贫穷地区,感染寄生虫人数众多。但在我国，因恐惧吡喹酮不良反应而拒绝用药的大有人在。事实上，服用吡喹酮的"利"是远大于"弊"的，只要注意下面这些使用雷区，就能安全服药，健康驱虫。

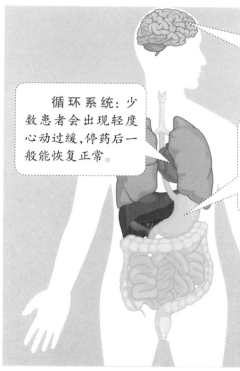

神经系统：常见的有头昏、头痛、乏力等。此类不良反应多症状轻微，一般停药2~4小时至1天内消失。

循环系统：少数患者会出现轻度心动过缓，停药后一般能恢复正常。

消化系统：以恶心、腹痛多见，次为腹泻、腹胀，不经处理一般能自行缓解。若疼痛剧烈难忍，可使用阿托品或维生素 K_3 缓解。

虽然吡喹酮的不良反应基本不影响治疗，但还是建议合并有严重心脏病、肝肾疾病、精神病的患者，暂时不使用吡喹酮治疗。

驱虫明星——阿苯达唑

　　阿苯达唑是广谱抗线虫药，对肝吸虫病也有较好的治疗效果。它的出现晚于吡喹酮，是1976年由美国史克制药有限公司研制成功。面世后，阿苯达唑便迅速抢占市场，成为和吡喹酮不分伯仲的存在。

　　阿苯达唑的药理作用与吡喹酮相似，也是通过对肝吸虫皮层和肠管的双重损害，达到影响其生理功能，进而使肝吸虫能量耗竭而死的目的。而且，它的不良反应非常轻微，仅极少数患者会出现口干、头晕、头痛、乏力、腹痛等症状，一般不影响治疗，停药后多自动缓解或消失。这一优点与吡喹酮比起来更加显著，特别是对合并脑囊尾蚴病的患者，服用吡喹酮后容易发生严重副作用，危及生命安全，但服用阿苯达唑则副作用较轻，甚至可能不出现副作用。

驱虫新贵——三苯双脒和青蒿素衍生物

我们知道，长期使用抗生素，可能会使细菌变异，产生抗生素耐药性。肝吸虫病的治疗也有此隐忧。在吡喹酮、阿苯达唑被大量用于治疗肝吸虫病后，医学家们担心，肝吸虫或许会在未来的某天变异，对这两种特效药物产生抗性。因此，新型药物的研发迫在眉睫。

在这个基础上，我国科学家自主研发了三苯双脒——一种新型的广谱抗肠道蠕虫药，它对肠道线虫具有良好的驱除作用。不过，三苯双脒对肝吸虫的杀伤作用目前仅在动物实验中被证实有效，人体机制太过复杂，三苯双脒究竟能发挥怎样的作用有待科学家进一步研究。

另外一种药物青蒿素，想必大家并不陌生。2015 年，我国科学家屠呦呦因其"对治疗疟疾新药的发现"，而获得了当年的诺贝尔生理学或医学奖。这种药物就是青蒿素。

青蒿素提取分离自传统中草药青蒿／黄蒿，具有极好的抗疟效果。在青蒿素基础上研发的衍生物，如青蒿琥酯、蒿甲醚、双氢青蒿素等，同样能有效杀灭疟原虫，达到治疗疟疾的目的。目前，已有相关动物实验证实，青蒿素及其衍生物对肝吸虫有明显的杀伤作用。关于它对人体内肝吸虫的杀伤作用还亟待进一步研究。

老中医的两款驱虫方药

　　祖国医学对肝吸虫病并无专门的研究和论述。基本上，对肝吸虫病的中医研究在现代才逐渐发展起来，不过整体上仍不多。

　　著名中医学家、国医大师邓铁涛对此有自己的一番见解，他认为肝吸虫病是由于"虫邪侵袭人体，内舍于肝，肝失调达，肝郁乘脾，脾失健运"所致，因此，"杀灭或驱除肝虫出体外乃治病之根本"。根据其多年的临床经验，邓铁涛老中医摸索出了两款方药，以驱虫之用。

健脾扶正汤

　　【**组成**】：党参、云苓、扁豆各12克，白术、郁金各10克，山药15克，槟榔、使君子各25克，甘草5克。此方的功效是健脾扶正。

　　【**用法**】：水煎服，每日1剂，连服3~4天为一个疗程。

　　在临床使用时，可根据患者的感染程度和症状表现，对此方进行适当的加减，其目的是调整患者的身体条件，以利驱虫有效。例如，出现肢体困顿、湿困明显者，可配伍半夏、陈皮、砂仁、白术等以祛湿；出现头晕头痛、失眠多梦、肝阴不足者，可配伍女贞子、旱莲草、白芍以护肝；出现肝硬化腹水者，可配伍丹参、首乌、菟丝子、楮实子、党参以增强健脾柔肝之效。

驱虫疏肝汤

　　【**组成**】：郁金10克，苦楝根白皮15克，炒榧子肉25克，槟榔25克。

　　【**用法**】：在健脾扶正汤后使用，水煎服，每日1剂，连服5~7天为一个疗程。

研究证实,驱虫疏肝汤中选用的苦楝根皮,其有效成分苦楝素,对虫体有一定的麻痹作用;另外,槟榔中的有效成分槟榔碱也能对虫体产生麻痹瘫痪作用。因此,此方对治疗肝吸虫病有一定的效果。不过由于苦楝根皮有一定的毒性,因而宜选用纯净的白皮部分(即去除表皮及木质部分余下的两层皮);槟榔最好选用枣槟榔——其槟榔碱含量丰富,且保存较好。

医生提醒

在使用这两款方药治疗肝吸虫病时,要在服药一疗程后回院复查,若大便仍有虫卵,应继续进行第二疗程,直至大便无虫卵为止。总的来说,中药驱虫有一定的作用,但远远达不到吡喹酮、阿苯达唑等药物的疗效。而且中药煎煮麻烦,治疗时间长,现有的医学研究还无法证实其长期疗效和不良反应,患者应当慎重使用。

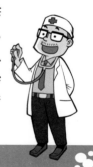

PART 2 ▶
急性肝吸虫病的治疗

对症治疗，急性患者多必要

急性患者怎样进行对症治疗

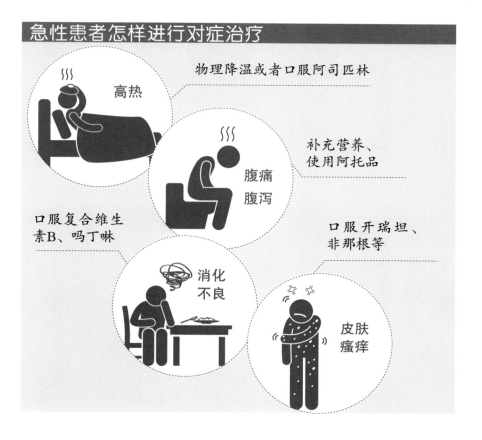

物理降温或者口服阿司匹林

高热

补充营养、使用阿托品

腹痛腹泻

口服复合维生素B、吗丁啉

口服开瑞坦、非那根等

消化不良

皮肤瘙痒

对症治疗的目的在于减轻患者的痛苦,提高机体稳定性,以便更安全地驱虫。

什么是对症治疗

有句话说,"牙疼不是病,疼起来要人命",很多人在碰到牙齿疼痛的情况时,第一反应是去药店购买止痛药。这种治疗方法,就是医学上所说的"对症治疗",它旨在缓解和消除患者的症状,比如止痛、退热、止咳、止泻等。

虽然对症治疗常因"治标不治本"的特点受到诟病,但在临床上,它是不可或缺的治疗方法。就连以辨证论治为主导的中医,也有"先热而后生中满者治其标""小大不利治其标"的"治标"原则。而古代药学著作《珍珠囊补遗药性赋》更是对此进行了进一步阐释:"若有中满,无问标本,先治其满,谓其急也。若中满后有大小便不利,亦无问标本,先治大小便,次治中满,谓尤急也。"

既然对症治疗有如此长久的历史,那从未在古籍中记载的肝吸虫病能否适用呢? 答案是可以,但要区分疾病的轻重缓急。

肝吸虫病,对症治疗分缓急

中医讲究"急者治其标,缓者治其本"。因此,对于没有明显症状的慢性肝吸虫病(一般为轻、中度)来说,患者可直接在门诊进行驱虫治疗,而无需行对症治疗。在治疗期间,患者还应定期随访,由主治医师评估治疗效果。

但对于急性肝吸虫病来说,患者常常合并急性胆管炎和胆囊炎,并出现发热、头痛、腹泻、腹痛、黄疸等症状,这种情况下,患者应当先进行对症治疗,提高机体的稳定性,再行驱虫治疗。

还有一类患者,他们起初为慢性肝吸虫病,但由于各种原因忽略了身体的异常,最终发展为重度感染者。这类患者的肝脏功能往往已严重受损,常消瘦、贫血、营养不良,若直接接受驱虫治疗,虫体大量死亡所产生的毒素可能会刺激机体,甚而加重病情。因此,重度感染者应首先考虑对症治疗,待生命体征好转后再择机作驱虫治疗。

症状不同,手段也不同

那么,急性肝吸虫病患者该如何进行支持和对症治疗呢?

首先就是加强护理,早期应卧床休息,补充体力;然后根据个人情况确定治疗手段。具体处理措施如下:

●**发热头痛**。若体温不超过 38 摄氏度,可使用温水擦浴、冷毛巾湿敷、在额头或腋下和腹股沟部放置冰袋等物理方法降温。若体温超过 38.5 摄氏度且物理降温效果不明显时,可口服阿司匹林(乙酰水杨酸)或扑热息痛(乙酰氨基酚),或者肌肉注射复方氨基比林进行药物降温。

●**腹痛腹泻**。虽然腹泻能将肠内毒素排出体外,促进自愈,但同时也会使人体丢失大量水分和电解质,因此,治疗腹泻不仅要"节流"(即止泻),还要"开源"(即补充足够的水分和营养物质)。

患者可给予阿托品、山莨菪碱(多选用人工合成产品"654-2")等解痉药,一方面能抑制胃肠道平滑肌痉挛,解除腹痛,一方面也能抑制肠蠕动,解除腹泻。同时,患者要补充一些营养丰富且容易消化的食物,如多喝淡盐开水、菜汤、米汤、绿豆汤、西瓜汁等,必要时可静脉注射葡萄糖溶液、生理盐水和复方氯化钾溶液,以保证水、电解质和酸碱的平衡。

●**消化不良**。肝吸虫病患者常有食欲不振的表现,对此可酌情选用复合维生素 B、吗丁啉、微生态制剂(培菲康、美常安)及胰酶片等,可以增进食欲,促进消化。

●**皮肤瘙痒**。对于肝吸虫病所引起的过敏表现如荨麻疹,可口服抗过敏药进行治疗。市面上常见的口服抗过敏药包括氯雷他定(开瑞坦)、异丙嗪(非那根)、西替利嗪(西可韦)、依巴斯汀(开思亭)等。此外,也可外用止痒药如复方吲哚美辛酊(舒夫特)进行止痒。

医生提醒

　　虽然急性肝吸虫病患者有对症治疗的迫切性,但单纯进行对症治疗并不能解决根本性的问题。在对症治疗的同时,患者仍然需要服用驱虫药,以祛除病因,促进康复。对于合并急性胆管炎、胆囊炎的急性肝吸虫病患者,具体治疗方法可参看本书第77和82页的内容。

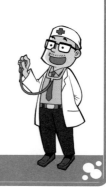

驱虫治疗，"二选一"能见效

驱虫治疗是治疗肝吸虫病的根本方法,类比于中医里的"治本"。目前,最常用的两种驱虫药为吡喹酮和阿苯达唑,其服用方法如下所示。

吡喹酮

120~150 毫 克 / 千克体重,每日 2 次, 3 天服完;疗效佳,不良反应轻。

驱虫药

阿苯达唑

60~80 毫克 / 千克体重,每日 2 次,5 天服完;疗效佳,不良反应轻。

驱虫药的实际使用剂量可根据患者感染程度适作调整。一般来说,感染程度越重(轻),药物使用剂量越大(小)。当重度感染者无法耐受大剂量驱虫药时,可酌情降低剂量,以少量多次的方法进行治疗。

服用吡喹酮，剂量有讲究

对于选用吡喹酮治疗的急性肝吸虫病患者来说，成人一个疗程的治疗剂量一般为 120 毫克 / 千克体重，分为每天 2 次、3 天服完，或每天 3 次、2 天服完，每次服药间隔 4~6 小时为宜。服用 1 个疗程后，绝大多数患者可治愈，粪便检查虫卵转阴。

那么，120 毫克 / 千克体重具体要怎么服用呢？

以 60 千克体重的人为例。一个疗程的服药总剂量为 60 千克 × 120 毫克 / 千克 = 7200 毫克。市售的吡喹酮片剂规格一般为 200 毫克 / 片，那么患者需要服用的数量为 7200 ÷ 200 = 36 片。然后每天 2 次，每次服用 6 片，3 天服完；也可以选择每天 3 次，每次服用 6 片，2 天服完。其他体重的患者以此类推。儿童的使用剂量有特殊要求，应咨询医生后使用。

值得注意的是，少数患者在服药后可发生寒战、高热、腹痛等类赫氏反应，看起来病情似乎是"恶化"了。原因可能是虫体被杀死后，毒素大量释放，刺激机体引发的不适。不过，这种反应是一过性的，一般不经处理也能自行缓解，患者不必太过担忧。

阿苯达唑，2 岁以下儿童禁用

对于选用阿苯达唑治疗的急性患者来说，可依照一个疗程 80 毫克 / 千克体重的剂量服用，每日 2 次，5 天服完。临床上也可根据患者的感染程度和身体条件对剂量和疗程进行调整。

由于阿苯达唑服用剂量小，不良反应更轻微，因而常被用于肝吸虫病的群体防治中，特别是农村留守儿童。考虑到儿童对带有苦味的药片有一定的畏惧心理，现在不少研究机构在阿苯达唑中混入白砂糖、奶粉和食用香精，将其加工成易于接受的糖果型药片（即阿苯达唑糖丸），深受儿童家长和老师的欢迎。不过，在服用这种驱虫药时，最好不要同时服用其他药物。

　　即便如此，小孩驱虫仍有一定的年龄限制，一般不建议 2 岁以下的小孩驱虫。原因主要有两个，一是 2 岁以下孩子由于肝肾发育不全，在使用驱虫药后会对肝肾功能造成不利影响，故而禁用此药。二是 2 岁以下的孩子活动范围窄，食物又多以熟食为主，接触寄生虫的机会相对较少，发生寄生虫感染的概率较低。如果发生类似寄生虫感染的症状，很可能是其他疾病引起的。家长应对此加以鉴别。

医生提醒

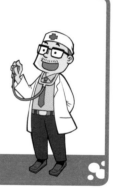

　　吡喹酮和阿苯达唑治疗急性肝吸虫病效果均较好，但不管是采用哪一种，在服药两周后均应返回医院复查。如果复查阳性，继续服用一个疗程，直到复查阴性为止。

保肝治疗，重拾肝脏健康

保肝药物的种类

保肝利胆药
如熊去氧胆酸、腺苷蛋氨酸

01

02
保肝降酶药
如联苯双酯、双环醇

保肝解毒药
如谷胱甘肽、葡醛内酯

03

04
生物制品
如促肝细胞生长素

植物药物
如水飞蓟素、齐墩果酸

05

06
必需磷脂类
如多烯磷脂酰胆碱、肝得健

其他
如谷氨酸、维生素E

07

提示: 不同的保肝药适用的肝损害范围不同,患者应当听从医生建议服用,以降低保肝药物的风险。

由于肝吸虫在肝内胆管寄生，它们的机械运动以及分泌的毒素或多或少地会损伤肝脏。部分急性肝吸虫病患者，肝功能自愈能力较强，驱虫治疗后身体能很快恢复。而对于肝功能自愈能力差的患者，可在驱虫治疗后，进行保肝治疗，以尽快恢复肝脏健康。

临床上所使用的的保肝药种类繁多，常用的包括核糖核酸、维生素 C、谷胱甘肽、肝泰乐、肝得健、益肝灵、促肝细胞生长素等。下面，我们就以维生素 C 和利肝灵为例，对保肝药物的使用方法进行简单介绍。

● 维生素 C

维生素 C 价格便宜，副作用少，是常用的抗氧化剂。它参与肝脏的代谢过程，可促进肝细胞的再生，有利于受损肝脏的恢复。口服给药：每次 0.1~1 克，每日 3 次；静脉滴注：每次 0.1~1 克，可稀释到 5% 或 10% 葡萄糖注射液中滴注，每日 1 次即可。

注意，本药大剂量服用时，可能导致恶心、呕吐等不良反应，因而服用时间宜在饭后，这样可以降低药物对肠道的刺激。

● 益肝灵

益肝灵属于水飞蓟类药，是从草本植物水飞蓟中提取的一种黄酮类化合物，具有稳定肝细胞膜及保护其完整性的作用，同时还能辅助肝脏解毒。口服给药：每次 70 毫克，每日 3 次，饭后服用。

在服用保肝药的过程中，时间上注意见好就收，毕竟药物需要经过肝脏的分解、转化才能发挥药效。若过量服用，肝脏负担太重，可能会受到二次损伤。一般来说，临床上常以转氨酶和胆红素作为保肝药停药或调整药量的参考指标。这两个指标恢复正常，就要考虑逐步减少保肝药的用量，直至停药。

PART 3 ▶
慢性肝吸虫病的治疗

轻中度患者，以吃药为主

慢性肝吸虫病大多无明显症状，患者常在体检时偶然发觉。一旦检查结果为阳性，要立即开始治疗。治疗的目的是杀灭体内的肝吸虫，以防病情进展，造成无法挽回的伤害。

由于慢性患者感染程度一般较轻微，成人一个疗程的吡喹酮治疗剂量可选择 120 毫克 / 千克体重，每日 2 次或 3 次，对应的服药时间为 3 天或 2 天。

服药期间的注意事项

在服用吡喹酮时要注意，尽量选择饭后服药。因为吡喹酮的给药剂量较大，有时数量达到 7~8 片，这样一次性大量服用容易刺激胃黏膜，发生恶心、反胃等不良反应。饭后 15~30 分钟再服用，可以让食物与药物混合，减轻药物对胃肠的刺激。

此外，服药期间及服药结束后 1 周内，应注意休息，保证充足的睡眠，并补充富含蛋白质、维生素的食物，以增强体力。同时，要避免从事驾车、高空作业等活动。

自行购药，不提倡

有些轻、中度患者喜自行购药并服药，这并不值得提倡。一是患者很难掌握自己的感染程度,服用的剂量可能难以达到治愈疾病的目的,或者服用过量,又易对肝脏造成损伤;二是服用驱虫药后一定要复查,自行购药的人群常省略这一步,认为不复查也没关系。事实上,忽略复查,很容易导致体内肝吸虫未除尽,长期寄生严重损害肝脏的情况。建议患者一定要遵医嘱治疗。

对于慢性肝吸虫病是否需要进行护肝治疗,取决于患者的肝损害程度。大多数情况下,轻、中度慢性患者肝损伤程度不重,将虫体清除后,肝损伤会逆转甚至自愈。因此,轻、中度慢性患者可不进行护肝治疗。不过,若患者出现严重不良反应,则应当适时行护肝治疗及对症治疗。

PART 4 ▶
重度肝吸虫病的治疗

服用驱虫药，时机很重要

一些患者由于反复或大量感染肝吸虫囊蚴，未得到及时有效的治疗，或者治疗不彻底，经过多年的发展就会患上重度肝吸虫病。重度肝吸虫病极易出现肝功能损害、低蛋白血症，以及肝硬化腹水甚至肝癌、肝胆管癌等。因此，重度肝吸虫病患者的治疗目的包括两方面：驱虫以及治疗合并症。

驱虫治疗是最根本以及最重要的治疗。目前，可供选择的驱虫药主要是吡喹酮和阿苯达唑。不过驱虫药的使用时机，应根据重度肝吸虫病患者的身体条件而定。

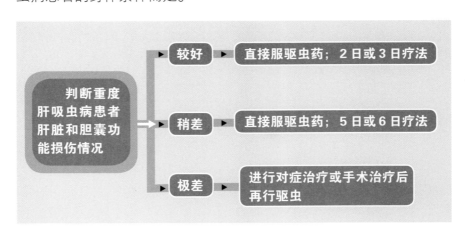

对于肝脏和胆囊功能保存较好的患者,成人使用吡喹酮的剂量可上调为 150 毫克 / 千克体重(1 个疗程),2 日或 3 日疗法。对于肝脏和胆囊功能稍差的患者,可选用剂量 150 毫克 / 千克体重(1 个疗程),5 日或 6 日疗法,适当降低每次服药的剂量能降低药物带来的不良反应。一般来说,进行驱虫治疗后,这些患者的肝脏和胆囊功能都会有一定的好转。

但是,若患者的肝脏和胆囊功能极差,不宜直接进行驱虫治疗。直接驱虫会导致虫体大量死亡,并产生大量毒素,刺激本就严重受损的肝脏,这样可能会加重病情。因此,肝脏功能极差的重度感染者应首先考虑支持和对症治疗,待生命体征好转后再行驱虫。后文将对肝吸虫病合并症的治疗进行进一步的介绍。

低蛋白血症是咋回事

重度肝吸虫病患者多伴随消化不良和肝脏损害,这会导致蛋白质吸收减少和肝脏合成白蛋白的功能障碍,进而造成血清白蛋白含量降低,发生低蛋白血症。

发生低蛋白血症后,血浆胶体渗透压也会降低(注:身体健康时正常的血浆白蛋白含量保持正常的血浆胶体渗透压,维持血管内外的水平衡),致使大量液体潴留于组织间隙,并导致水肿的发生。多数患者还伴随缺铁性贫血、维生素缺乏等表现。因此,在治疗时应将病因治疗(驱虫)和调整营养(补充蛋白质、铁剂、维生素和能量)结合起来,同时进行。

吡喹酮,2 日或 3 日疗法

驱虫药可选用吡喹酮,对于大多数肝脏代偿功能良好的重症患者,可用剂量 120 毫克 / 千克体重,2 日疗法。对肝功能较弱的患者,可用剂量 120 毫克 / 千克体重,3 日疗法。若肝脏代偿功能极差,且合并其他疾病,一般不宜马上驱虫。先调整营养,使身体条件稳定后,再行驱虫治疗。

调整营养,三步到位

1. 补充蛋白质

富含蛋白质的食物有黄豆、鸡蛋、牛奶、鱼虾和瘦肉,蔬菜水果中含量较少。其中,动物性蛋白质因所含氨基酸的种类和比例较符合人体需要,营养价值稍高于植物性蛋白质。合并低蛋白血症的肝吸虫病患者每天的蛋白质摄入量应达 1.5~2.0 克 / 千克体重,以确保血清白蛋白的平衡。注意,食物应以易于消化的流质和半流质为主。

若患者食欲不振,或无法进食,可静脉注射 20% 人体白蛋白、5% 水解蛋白、冻干血浆或新鲜血浆,以提高血浆胶体渗透压,消除水肿。一般治疗 1 周后,患者的身体素质能得到好转。

2. 补充铁剂

对于缺铁性贫血者,可食用富含铁剂的食物,如动物肝、海参、黑木耳、紫菜、芝麻酱、蛋黄等。除此之外,还可以服用补铁剂,目前常用的补铁剂有以下几种:

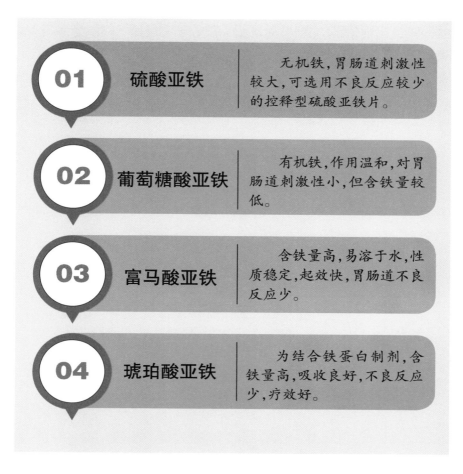

01 硫酸亚铁 — 无机铁,胃肠道刺激性较大,可选用不良反应较少的控释型硫酸亚铁片。

02 葡萄糖酸亚铁 — 有机铁,作用温和,对胃肠道刺激性小,但含铁量较低。

03 富马酸亚铁 — 含铁量高,易溶于水,性质稳定,起效快,胃肠道不良反应少。

04 琥珀酸亚铁 — 为结合铁蛋白制剂,含铁量高,吸收良好,不良反应少,疗效好。

不管选择以上哪一种补铁剂，每天的铁元素摄入量都应限制在150~200 毫克。服用时间宜选择空腹或两餐之间，以免食物中的植酸盐、草酸盐、磷酸盐等影响铁的吸收。在血清红蛋白恢复正常后，仍需连续用药 3~6 个月，以弥补体内缺失的铁贮量。

3. 补充维生素和能量

维生素分为脂溶性维生素（维生素 A、D、E、K）和水溶性维生素（B 族维生素和维生素 C）两大类。除了维生素 D，其余维生素一般不能在体内自身合成或合成量不能满足机体所需，必须从外界获取。可以吃一些富含维生素的食物，如鸡蛋、豆类、动物肝脏、牛奶、蔬菜等，或者口服维生素补充剂，针对性更强。必要时也可静脉或肌内注射维生素。

能量的补充也有两条途径，一是增加进食量和食物种类，二是静脉注射葡萄糖溶液或静脉营养液，可从小剂量开始，逐步增加到每天40~50 千卡 / 千克体重。

纷纷扰扰的胆囊炎

几乎所有的重度肝吸虫病患者都会合并胆囊炎,此类患者首选保守方法治疗,包括服药驱虫、解痉镇痛、疏通胆道、抗菌消炎。经过这些处理后,绝大多数患者病情能得到好转。

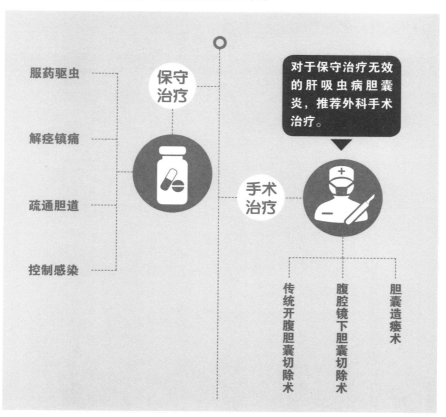

服药驱虫

解痉镇痛

疏通胆道

控制感染

保守治疗

手术治疗

对于保守治疗无效的肝吸虫病胆囊炎,推荐外科手术治疗。

传统开腹胆囊切除术

腹腔镜下胆囊切除术

胆囊造瘘术

服药驱虫

具体驱虫方法请参看本书第 72 页的内容。

解痉镇痛

解痉镇痛的目的是缓解胆道疼痛，减轻患者的痛苦。目前，较为常用的药物有两类：一种是抗胆碱药，代表药物有阿托品、山莨菪碱、颠茄等，它们主要通过抑制胆道的痉挛，解除胆囊炎发作时的腹痛。另一种是阿片类镇痛药，代表药物有吗啡、哌替啶、美沙酮，它们的镇痛效果最强，几乎对所有的疼痛都有效，但有一定的成瘾性，一般在患者身体条件无法适用抗胆碱药时选用。

疏通胆道

临床常选择服用利胆药来消除胆汁瘀滞，达到保持胆道通畅的目的。目前，利胆药主要通过促进胆汁分泌和增加胆汁排出两种机制来发挥作用。前者的代表药物有胆维他（茴三硫）、考来烯胺散（消胆胺）、泰瑞宁（牛磺酸）等，后者的代表药物有硫酸镁、桂美酸等。

少数药物兼具泌胆和排胆作用，如利胆醇（苯丙醇）、胆通（羟甲香豆素）等。具体使用方法可参照药物说明书或遵医嘱服用。

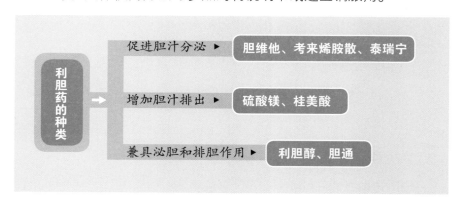

控制感染

引起胆囊炎的细菌主要是大肠埃希菌、沙门菌等革兰氏阴性菌，它们多是由肝吸虫进入胆管时，从外部带入胆道的。因此，使用抗菌药物非常有必要，它能杀灭细菌，控制感染。一般建议选择对致病菌较敏感、药效持续时间长，且在胆汁内能获得较高的药物浓度的抗菌药。比如，β-内酰胺类抗生素(如阿莫西林、哌拉西林、头孢拉定等)，以及喹诺酮类抗菌药(如环丙沙星、诺依沙星、左氧氟沙星等)。

传统开腹胆囊切除术

胆囊炎反复发作，会使胆囊的浓缩功能丧失殆尽而萎缩。这样的胆囊在体内犹如一颗定时炸弹，随时都有急性发作的可能。急性发作时出现剧烈腹痛、高热、黄疸，患者不仅身心痛苦，还会使手术医生十分被动，不得已做急性手术处理，风险很大。

因此，对于胆囊已丧失功能或发生萎缩的重度肝吸虫病患者，一定要尽早行胆囊切除术。目前，临床较常使用的胆囊切除术包括传统开腹胆囊切除术和腹腔镜下胆囊切除术两种。

传统手术方法又可分为顺行胆囊切除术和逆行胆囊切除术。前者适用于胆囊病变较轻、胆囊三角区(指胆囊管、肝总管及肝脏下缘三者构成的三角形区域)界限清晰的患者，一般在右肋缘下作一斜切口，先找出胆囊管、胆囊动脉，进行结扎切断处理，然后切开胆囊与肝脏间连接的浆膜，小心谨慎地剥除胆囊。后者主要适用于胆囊三角区严重粘连、界限不清晰的患者，它的处理顺序从切开胆囊底部浆膜开始，先分离胆囊后，再结扎切断胆囊动脉和胆囊管，最终切除胆囊。

腹腔镜下胆囊切除术

除了传统开腹法切除胆囊外，目前临床也常使用腹腔镜胆囊切除术。它就是一般所说的"不用开刀,只要在肚皮上打个很小的洞就可以切掉胆囊"的方法,现已逐步成为胆囊切除的标准手术方法。

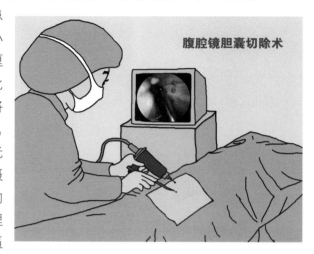

腹腔镜胆囊切除术

医生通常先在患者腹部作一个弧形小切口(直径约为 1 厘米,切除的胆囊经此处拖出体外),然后将腹腔镜置入腹腔内,在冷光源的强照明光线下,由摄像头拍摄到腹腔内器官病变的图像,通过图像处理器,将图像放大并逼真地投射到屏幕上。医生则在腹壁适当位置上作第二、第三、第四个小切口(直径约为 0.5 厘米),由此将特制的腹腔镜手术器械,如各种钳子、剪刀、手术刀等送入腹腔,然后在摄像头的引导下利用这些器械进行胆囊管、胆囊动脉的结扎切断,以及胆囊的切除等操作。手术完成后每个小切口只缝 1~2 针即可,术后 3~5 天多能拆线回家。

腹腔镜胆囊切除术具有创伤小、疼痛轻、康复快的优点,但有严格的适应证,对于年龄较大、病程较长、胆囊壁明显增厚的患者则不宜采用。此外,该手术还有发生胆管损伤、血管损伤等风险,部分患者术中遇到困难时,也有可能需要转为传统的开腹胆囊切除术。

但要注意的是,腹腔镜手术改成开腹手术并不是因为手术失败,而是站在患者安全的角度而改变手术方式。就像一般人开车都喜欢走高速公路,但如果遇到大雾等情况,还要坚持走高速公路就是很危险的行为了。因此,当医生告诉你不能使用腹腔镜手术,而可能要改用传统手术时,你要知道,这是为你的安全着想。

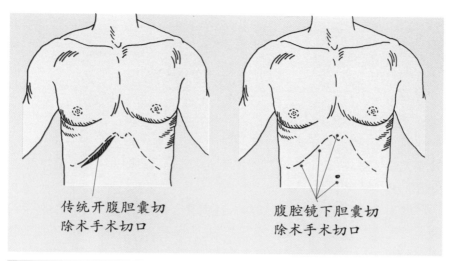

传统开腹胆囊切
除术手术切口

腹腔镜下胆囊切
除术手术切口

胆囊造瘘术

　　胆囊造瘘术主要适用于情况危急的肝吸虫病患者，特别是在急诊情况下，患者的身体条件极差，无法耐受长时间的麻醉和胆囊切除，只能先行胆囊造瘘术以缓解炎症。

　　患者取仰卧位，从右肋缘下切入，于胆囊底部做一切口（直径约为1厘米），吸净胆汁和胆囊脓液（有结石可将结石一并取出）后，在胆囊底切口处置入 22~26 号"蘑菇头"引流管，并行荷包缝合以结扎固定。然后在腹壁另做切口，将胆囊底部固定在腹膜上，再将胆囊造瘘管引出体外固定。

　　胆囊造瘘术的目的在于引流胆汁，解除梗阻，并不能根除病灶，因此，行胆囊造瘘术的患者在病情稳定后，仍然需要进行二次手术，以切除胆囊。

合并胆管炎，试一试PTCD

肝吸虫病合并胆管炎的情况较为多见，其治疗方法是先驱虫，同时加强解痉镇痛、疏通胆道以及抗菌治疗。具体操作方法与治疗肝吸虫病胆囊炎一致。

如果非手术治疗后 12~24 小时病情无明显改善，应立即进行手术治疗。对于病情一开始就比较严重，尤其是发生急性梗阻化脓型胆管炎的患者，应及时采取急诊手术治疗。手术方法力求简单有效、风险低。目前最常用的是超声引导下经皮肝胆管穿刺引流术（ PTCD ）。

术前先用 B 超或彩色多普勒超声探得肝脏和胆管，了解胆道梗阻的情况，确定穿刺点和进针角度等。医生对患者进行局部麻醉后，先在穿刺点皮肤做一小切口，嘱咐患者暂时屏气，然后在超声引导下将穿刺针刺入扩张的胆管。拔出针芯（ 穿刺针包括针管和针芯两部分 ）后，可见有胆汁从针管流出。再将导丝沿着针管送入胆管，并移动至梗阻部位。接着，拔出穿刺针的针管，留下导丝，将导管沿着导丝插入胆管后，拔出导丝，再将导管固定在皮肤上。

PTCD 可以保证胆汁源源不断地从导管流出体外，能降低胆管的压力，缓解胆道感染，是一种颇为有效的急救方法。

危机重重的胰腺炎

据统计,肝吸虫病患者发生胰腺炎的概率为 0.72%~37.5%,平均为 6.3%。几乎相当于每 16 例肝吸虫病患者,就有 1 例发生胰腺炎。对于此类患者的治疗,临床多采用服药驱虫、解痉镇痛、消炎抗菌等保守疗法。

在治疗初期时,患者通常需要禁食 2~3 天或者使用抑肽酶等,以抑制胰液的分泌、阻止胰酶的激活,达到减轻胰腺负担的目的。与此同时,通过静脉输液的方式为身体提供必需的营养和能量,使患者的血、尿淀粉酶早日恢复正常水平。待症状缓解后,即可在医生的指导下分阶段进食。

此外,部分肝吸虫患者可能发生急性重症胰腺炎。这种胰腺炎尤为凶险,病情进展非常迅速,死亡率高达 15%~30%。其主要症状为剧烈腹痛,且来势汹汹,一般止痛药不能缓解。此时,患者宜进行急诊手术,对病变的胰腺和胆道梗阻进行针对性处理,使胆汁、胰液引流畅通。

胆囊结石，治疗方法大比拼

  重度肝吸虫病患者发生胆囊结石的概率较高,此症的治疗目的除了杀灭肝吸虫外,还需要对胆囊结石进行针对性处理。方法包括口服溶石药、灌注溶石、体外冲击波碎石以及胆囊切除术等。其中,前三种为非侵袭性的保守疗法,后一种为侵袭性的手术疗法。

口服溶石药

  临床常用的溶石药有鹅脱氧胆酸(CDCA)、熊脱氧胆酸(UDCA)等。它们的药理作用大同小异,均是通过抑制肝脏内胆固醇的合成和减少肠道对胆固醇的吸收,来降低胆汁中胆固醇的浓度。从这个意义上来说,溶石药物对胆固醇性结石有一定的溶解作用,但对含钙、胆红素结石效果很差,甚至完全无效。所以,在选择药物溶石之前,要先确定患者胆囊结石的成分。这可通过做 B 超、X 射线、胆囊造影或 CT 检查来判断。

  除了结石的性质之外,溶石药物的疗效还受限于结石的数量、结石的大小和胆囊的收缩功能。一般来说,结石数量越少,直径越小(1 厘米以下),胆囊收缩功能越好的患者,服用溶石药的疗效越好。若此类患者给予口服溶石 3~6 个月后复查 B 超,胆结石能明显缩小,可继续治疗,直至结石完全溶解为止。若疗效欠佳,应尽早选择其他治疗方法。

灌注溶石

  用这个方法溶石时,患者取侧卧位,医生会从鼻腔插入一根导管到结石部位,然后通过这根导管滴入配好的溶石剂。不过,在滴入溶石剂之前,应尽量抽尽胆汁,使溶石剂能直接接触结石,以提高溶石效果。

相比起口服溶石药,灌注溶石起效快,24 小时左右即可溶解胆固醇性结石。但它也有一定的缺点:对肠黏膜有较强的刺激作用;误入血液容易导致溶血和出血性肺炎;有些药液分解后产生的甲醇对神经有一定的毒性。因此,在选择灌注溶石时,必须十分慎重。目前,临床常用的溶石剂包括甲基叔丁醚(MTBE)、复方辛酸甘油单酯等。

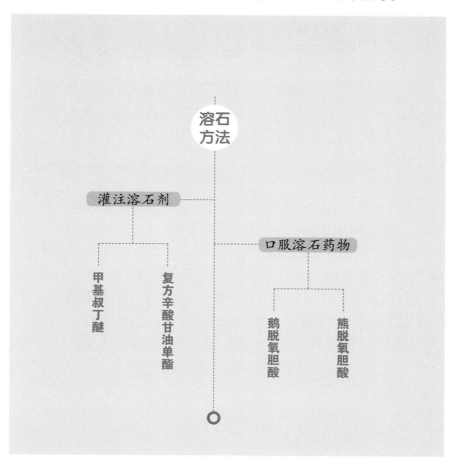

体外冲击波碎石

体外冲击波碎石（ESWL）是一种利用体外冲击波发生器所产生的冲击波，穿过人的皮肤和组织，将能量聚集在结石部位，使结石粉碎的技术。患者同时需要服用溶石或利胆的药物，以达到溶解或排出碎石的目的。由于 ESWL 具有损伤小（治疗后可立即活动）、疼痛轻（治疗过程几乎没有明显不适）、治疗费用低等优点，因而在 20 世纪八九十年代曾颇为流行。

即便如此，也不是任何人、任何一种结石都能随便进行 ESWL 的。如结石定位困难者，胆结石数量较多、直径较大者，X 射线阳性结石（钙含量较高）者，胆囊管或胆总管发生梗阻者都不宜做体外冲击波碎石。特别是有胆囊管或胆总管梗阻者，结石破碎后也不易从这两个通道排出，而且极有可能加重梗阻，引发急性胆管炎或急性胰腺炎。正因如此，现在临床已较少采用这种方法来治疗胆结石。

胆囊切除术

合并胆囊结石的重度肝吸虫病在经过保守治疗后病情会有一定好转，但效果并不理想。由于大多患者胆囊已发生一定程度的病变，即使进行驱虫治疗，病变的胆囊仍然存在于体内，胆囊结石极有可能复发。相对而言，手术治疗的方法更彻底，尤其是胆囊切除术。

在前文中，我们已经对胆囊切除术进行了介绍。需要提醒的是，胆囊切除术不仅对胆囊炎有效，也是治疗胆囊结石的"金标准"。它具体包括传统开腹胆囊切除术和腹腔镜下胆囊切除术。考虑到医院医疗水平和手术费用等因素，患者可酌情听取医生意见，来选择适合自己的手术方法。

小 知 识

切除胆囊后会怎样?

有不少人担心,切除胆囊后,身体里少了一个器官,会对以后的生活产生很大影响。其实,这种担心是不必要的。

从胆囊的功能来说,它主要是储存和浓缩胆汁的场所,并非生产胆汁的场所。胆汁是由肝脏分泌,再流入胆囊和十二指肠。切除胆囊后,胆汁仍会正常生产,并大量流入十二指肠以帮助分解食物。因此,切除胆囊对人体消化功能影响不大。也有患者术后出现消化不良、腹泻等现象,但这是正常的,经过一段时间的适应和调整,症状一般会逐渐消失。

重度肝吸虫病的治疗

治疗篇　得了肝吸虫病,怎么办

87

胆管结石，以手术为主

胆管结石包括胆总管结石和肝胆管结石。由于胆管结石目前尚无理想的溶石药物，保守治疗效果不佳。因此，合并此症的肝吸虫病患者多在驱虫治疗后，直接采用手术方法取净结石。

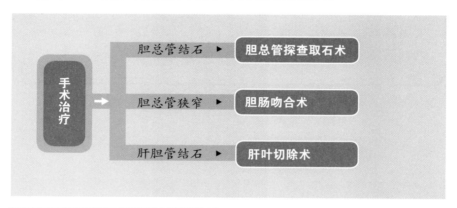

胆总管结石，探查取石亦有道

胆总管探查取石术主要适用于合并胆总管结石的重度肝吸虫病患者。

手术方法是在右肋缘下作一斜切口，先显露胆总管，然后纵行切开胆总管取石，再向上、下方探查胆管，尽可能取净结石和异物。

向下方探查时，可使用 F10 号（直径 3 毫米）软质橡胶导尿管，若能顺利通过十二指肠乳头进入十二指肠，且灌注生理盐水后没有从胆管上的切口溢出，说明十二指肠乳头部没有发生明显狭窄。若 F10 号导尿管不能进入十二指肠，或者生理盐水从切口处溢出，说明乳头部发生狭窄,需要使用 Bakes 金属扩张器进行扩张。扩张时宜缓慢轻柔,以免刺伤十二指肠壁。当扩张器遇到阻碍时,不可强行通过狭窄部,这时转做十二指肠 Oddi 括约肌成形术较为保险。

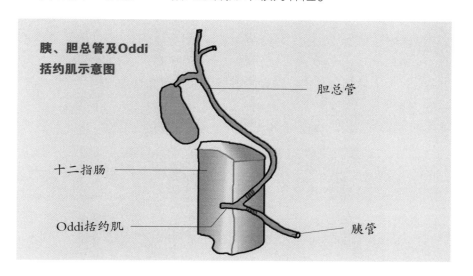

胰、胆总管及Oddi括约肌示意图

胆总管

十二指肠

Oddi括约肌

胰管

向上方探查时,可使用有弯道的胆道镜进行检查,这样就能在电视屏幕上清楚地观察肝总管是否有结石或者狭窄。若结石直径不足0.5厘米,可直接插入取石网篮将结石取出;若结石较大或者结石嵌入管壁,可应用机械碎石器,将结石予以绞碎后再用取石网篮逐块取出。

不过,在手术过程中除了取出结石外,医生还要在患者的胆总管中放置"T"形管(由于外形似大写字母"T"而得此名)。这样做的目的是引流胆汁和残余结石,以保证胆总管缝合处不受过高张力而造成胆汁外渗。通过观察"T"形管中的胆汁的颜色、性状、引流量等,医生也可以对患者身体的恢复情况进行判断。

胆肠吻合术,攻克胆总管下段狭窄

这种手术方法主要适用于胆总管下端狭窄或梗阻,胆汁无法顺利进入肠道的情况,手术的目的在于建立通畅的胆肠通道。最常采用的方法是胆总管十二指肠吻合术和胆总管空肠 Roux-en-Y 吻合术。

●胆总管十二指肠吻合术

患者取仰卧位,并进行全身麻醉。医生在患者右侧肋缘下做一斜切口,从中找到胆总管和十二指肠,然后在合适的位置切开胆总管前壁,将其与十二指肠壁进行部分缝合后,再在对应的位置切开十二指肠壁,把两个切口进行侧-侧吻合(注:也可以直接切断胆总管,将胆总管上端与十二指肠壁进行端-侧吻合)。这样,胆汁就可以不经过梗阻的胆总管下端,直接从吻合口进入十二指肠进行消化活动。

这项术式具有操作简单、创面恢复快、安全性高的优点。不过它的前提是吻合口上端胆管没有发生狭窄或梗阻,否则易引发反流性胆管炎和盲端综合征。

●胆总管空肠 Roux-en-Y 吻合术

胆总管空肠吻合术,顾名思义,是在胆总管和空肠上各做一切口,然后将两切口进行侧-侧吻合的方法(端-侧吻合重在切断胆总管)。由于空肠游离度较大,能移动到远端与高位胆总管进行吻合,因此,这种术式对于胆总管长段梗阻具有较好的疗效;而且在手术过程中准备的"Y型空肠襻",有利于建立宽大的吻合口,可有效防止胆道反流和反流性胆管炎。

不过从另一方面来说,将胆总管和空肠进行吻合,胆汁就不能进入十二指肠进行消化活动,这对患者的消化功能会有一定影响。临床上医生会根据患者的实际情况具体分析后再做决定。

肝内胆管结石,要行肝叶切除术

合并肝内胆管结石的重度肝吸虫病患者,其治疗原则为清除结石、矫正胆管狭窄、清除病灶和通畅引流,并恢复和重建胆道的生理功能。具体的手术方法包括切开肝管、清除结石、肝胆管-空肠吻合(通畅引流），或行肝叶切除。

肝叶切除术的重点在于确定肝切除的部位和范围，既要完全清除病灶，又要最大程度地保留肝功能。患者术前需行 B 超或内镜逆行胰胆管造影（ERCP），以确定结石的部位，再由富有经验的医生判断肝切除的范围。

在切除肝脏之后，还要仔细检查肝管是否有残余结石或狭窄。若发现肝管仍有狭窄，应予以切开整形，解除梗阻并取净肝内结石，然后与空肠作 Roux-en-Y 吻合，使残余的细小结石能从吻合口直接排入肠内，避免胆道阻塞或胆道感染。

值得注意的是，单纯行肝内胆管 – 空肠 Roux-en-Y 吻合术（而不作肝叶切除），是无法满足治愈肝内胆管结石的目的的。长时间的肝内胆管结石，其结石所在的胆管引流区域的肝脏，多因长期梗阻、慢性炎症，而出现局限性胆汁性肝硬化或肝萎缩，肝功能已严重受损。在这种情况下，将病变的肝叶切除是最佳的选择。

统计数据表明，病变肝切除后，肝内胆管结石的复发率是最低的。至于很多人担心切肝对身体的影响，事实上，肝脏的代偿功能很强，哪怕切了 70% 的肝脏，影响也不大，患者仍然能照常生活。

合并肝硬化，不同时期不同疗法

　　肝吸虫病患者如果不进行驱虫治疗，病情继续发展下去，可能会导致肝硬化。但是，很多人发生肝硬化前，由于症状不明显或对自身健康关注度不够，对肝吸虫感染情况毫不知情。意外发现肝硬化后立刻悲观失望，万念俱灰。其实，肝吸虫病肝硬化有着不同的表现和进程，而且通过积极的治疗，有相当一部分人的命运会因此而改变。

早期肝硬化，积极治疗预后好

　　现代医学已证实，肝硬化只要发现早，处理得当，是可防可治的。如肝纤维化（相当于肝硬化的先兆），经规范治疗后，部分可以逆转；就算肝纤维化已变成肝硬化，但通过积极治疗，也可使病情延缓甚至停滞，以至终生不进入失代偿期，还可预防肝癌或肝胆管癌的发生。所以，关键是早点行动起来。

　　对于早期肝硬化，最佳治疗方案是综合治疗，包括：

　　第一，针对病因，剪断导火线。肝吸虫病患者在疾病的早期宜采用吡喹酮或者阿苯达唑进行较为彻底的杀虫治疗，可使肝功能得到明显改善。

　　第二，注意休息。充分的休息，能提高肝脏的自我修复功能。早期肝硬化患者不要过度操劳，这点很重要。

　　第三，注意补充营养。食物要以高热量、高蛋白质和维生素丰富而易消化的为主。白肉类、海鲜、蔬菜、水果都是很好的选择。此外，由于肝功能受损，脂肪代谢发生障碍，脂肪尤其是动物脂肪，不宜摄入过多。

第四,吃一些维生素和消化酶。 B 族维生素、维生素 C 及维生素 E 对肝脏都有保护作用;而消化酶可以增强食欲,促进蛋白质的消化吸收,帮助补充肝脏合成蛋白质所需原料。

一些药物如水飞蓟素、秋水仙碱,具有抗肝纤维的作用,对早期肝硬化有一定疗效。此外,研究表明,部分活血化瘀软坚的中药,如丹参、桃仁的提取物,虫草菌丝,及以丹参、黄芪为主的复方和甘草酸制剂,对早期肝硬化也有一定的疗效,可在医生的指导下服用。

晚期肝硬化,需要分型治疗

晚期失代偿性肝硬化是肝吸虫病患者死亡的主要原因,需要引起足够的重视。由于此类患者有很多并发症,比如门静脉高压、肝性脑病、肝肾综合征等,因而需要根据不同的并发症进行分型治疗。下面主要介绍最为常见的并发症——门静脉高压症的治疗方法。

门静脉高压常表现为上消化道出血,治疗目的是降低门静脉和受到波及的曲张静脉(主要是食管和胃底静脉)的压力,从而预防食管胃底静脉曲张患者的初发和再发出血。

一般先采用内科保守治疗,包括使用药物止血和降低门静脉压力(如去甲肾上腺素、加压素、奥曲肽等),三腔管气囊压迫止血,以及急诊内镜止血等。若这些方法效果不佳,应考虑急诊手术,因为曲张静脉破裂引起的出血,会反复发作。

手术方法分为两类。一类是通过各种不同的分流手术,就如同洪水暴发时泄洪一样,使门静脉压力降低。另一类是阻断食管、贲门和胃上部的血流并切除脾脏,也就是直接控制出血。由于巨大的脾脏可以含有门静脉血的 40 % 以上,切除了脾脏,可以减少门静脉的总血流量,降低门静脉压力,同时彻底离断了贲门周围的血管,使出血得以控制,又不影响肝脏的血液供应,是一种有效的治疗肝硬化静脉曲张出血的手术方法。

究竟用哪种方法，由医生根据患者的病情和医院客观条件决定。手术目的是既止血，又防止肝坏死；既保住生命，又防止复发。

肝硬化患者生活中的注意事项

俗话说，病靠三分治，七分养。肝硬化也是如此。那么，肝硬化患者在生活中需要注意什么呢？

在工作生活中要注意休息，不能太劳累，最好不要做剧烈运动，因为这会增加肝脏的负担。由于腹压增高，也会导致门静脉压力增高，引发出血，因而要尽量避免可能使腹压增高的因素，像剧烈咳嗽、排便用力等。当然，也不要被吓得草木皆兵。

饮食方面要遵循"三高一低"的原则，即高蛋白、高糖、高维生素和低脂肪。而且注意不要吃得过饱，勿暴饮暴食。在具体执行时，还应根据病情和个人的具体情况灵活掌握。例如，晚期肝硬化患者应限制蛋白质的摄入，以免蛋白质在肠道内被细菌分解，产生过多的氨而诱发或加重肝昏迷。

由于酒精对肝细胞有直接损伤作用，所以，肝硬化患者必须戒酒。肝硬化患者饮酒犹如雪上加霜，不仅加重肝病程度，还可能导致食管胃底静脉破裂出血。另外，还要避免食用一切坚硬带刺或过分粗糙的食物，如坚果、炸得很硬的食物等，以免这些食物对本来已经曲张且十分脆弱的食管胃底静脉造成机械性损伤而出血。

总而言之，肝脏的代偿能力较强，患者若能很好地接受治疗，可以使肝功能保持稳定的状态，健康地生活下去。

癌症找上门，治疗要尽早

肝吸虫病诱发肝胆管癌和肝癌的情况比较少见，但并非完全没有。此类患者的治疗一般是先消除病因，即服药驱虫，再根据病情严重程度决定治疗方法。

对于肝胆管癌的治疗，临床上通常采取根治性切除术，即对肿瘤部位进行切除。此方法对于肝功能代偿性好且肿瘤体积不大的患者，具有较好的疗效，但对肝功能代偿性差且肿瘤体积较大的患者，手术难以彻底切除，仅40%能达到根治目的。另外，为了减少术后复发和改善预后，术中应进行淋巴结清扫。对无法进行手术切除的患者可考虑姑息性手术。

对于肝癌的治疗，临床以手术、介入和射频消融为主，其他的包括分子靶向药物治疗、放疗、生物免疫治疗等在必要的时候可考虑使用。肝癌的治疗原则可参考以下方案：

第一，能进行根治性手术切除的话，首选还是手术治疗。

第二，对于中央型小于3厘米的小肝癌，可首选射频消融治疗。

第三，对于3个或以上的肿瘤或不能手术切除的肝癌，才首选介入治疗。

此外，对于已出现肝静脉癌栓或胆管癌栓者，是否手术治疗，患者及家属都应慎重考虑，因其效果不佳，且术后复发率较高。

治疗肝胆管癌和肝癌，关键是早期发现；其次是选择合理的治疗方案，且首次治疗的方法非常重要。得了癌症就是等死，已属旧谈；只要及早发现，积极适当地治疗，癌症可以得到良好的控制，至少可以保证患者在良好生存质量前提下，延长生存期。

合并侏儒症的治疗

在前文中，我们对肝吸虫病导致侏儒症的情况作了简要介绍。众所周知，侏儒症是一种生长停滞的疾病，它不仅会给患儿带来巨大的心理压力，也会严重影响患儿的生活质量。

对于此类患儿的治疗，一般先进行驱虫治疗，可供选择的驱虫药有吡喹酮、阿苯达唑。医生会根据患儿的年龄、体重、身高、肝吸虫感染程度等综合考虑后，再决定驱虫药的使用剂量和具体疗程。绝大多数患儿在杀灭体内的肝吸虫后，生长和发育可获得明显改善。

如果患儿的身体条件没有好转，可在必要时补充生长激素进行治疗。生长激素是由脑垂体分泌的调节人体生长发育的重要物质，生长发育期缺乏生长激素就会导致生长停滞。目前，临床较常使用的基因重组人生长激素，具有与人体生长激素同等的作用，能促进骨骼、内脏等生长，促进蛋白质合成，影响脂肪和矿物质代谢。

我国目前使用的基因重组人生长激素，有进口的也有国产的，规格和品种很多，需要治疗的患儿须在专科医师指导下进行。

发生侏儒症后，治疗效果一般不理想，关键在于预防侏儒症的发生。建议对 3~14 岁的小孩每年检查一次肝吸虫感染情况，一旦发现立即用药物驱虫。除了肝吸虫外，血吸虫、钩虫感染也可引起侏儒症，患儿也要定期检查感染情况。

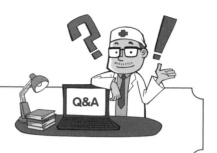

经典答疑

◆问：无症状的肝吸虫病需要治疗吗？

答：由于肝脏的代偿能力较强，感染程度较轻的慢性肝吸虫病通常无明显症状，或只有胃部不适、上腹胀、嗳气、精神欠佳、疲乏无力等轻微症状。正因如此，此类患者的主动就诊意识较低，绝大多数是在体检做 B 超或者进行肝吸虫抗体检查时被偶然发现。对于这样的肝吸虫病是不是需要治疗，医生历来的意见只有一个——必须要治疗。

究其原因，主要是因为肝吸虫寄生在肝内胆管时，机体的免疫系统并不能杀死虫体，肝吸虫会长期、反复地刺激和损伤肝脏，使得无症状的肝吸虫病患者在未来的某一天还是会出现症状，其中大多以恶心呕吐、上腹部疼痛、肝脾肿大等为主。如果损伤持续加重，部分患者还可能出现严重合并症，如急性胆管炎、急性胰腺炎、阻塞性黄疸、肝硬化、肝胆管癌等，这些合并症会给肝吸虫病患者的生命安全带来严重威胁。

因此，不能因为肝吸虫病没有症状就认为可以放任不管，要警惕它的潜在危害。对于轻度的肝吸虫病患者，可以服用驱虫药如吡喹酮、阿苯达唑等杀灭肝吸虫，一个疗程后基本能治愈。对于肝脏受到严重损伤、胆囊出现萎缩的重度肝吸虫病患者，要在驱虫治疗之后进行营养和支持治疗，必要时可采取外科方法治疗。

◆问：肝吸虫病肝硬化患者出现腹水怎么办？

答：腹水产生机制复杂，其中最主要的原因是门静脉高压以及肝功能受到损害（致白蛋白的合成少）。腹水的出现也标志着肝吸虫性肝硬化已经进入了失代偿期，病情比较严重。

肝硬化腹水超过 1500 毫升时可引起较明显的不适，其治疗应是综合的。

初发性少量腹水的患者经过限盐（每天吃的盐限为 2 克），适当休息，几天或 1~2 周内尿量增多，腹水可逐渐消退。

中量以上腹水的患者，在限盐的基础上，使用利尿剂（使用利尿剂的时候，注意避免发生低钾或低钠等电解质失调）可使腹水减少。在此基础上腹水消退不明显的患者，可采用放腹水疗法，每天腹穿放腹水 4~6 升至腹水消失。利尿疗法或放腹水疗法均应在医生的指导下进行。经综合的治疗，大多数患者的病情可以得到控制和改善。

◆问：肝吸虫病何时需要手术治疗？

答：肝吸虫病有轻度、中度和重度之分，轻、中度肝吸虫病通常不需要手术治疗，而部分重度肝吸虫病可能因为病情严重，需要手术治疗解除危机。重度肝吸虫病出现下列情况者，应考虑采取手术方法治疗：

（1）临床症状较为严重，经解痉、镇痛、输液和抗感染等保守治疗症状仍未缓解。

（2）合并胆囊结石且经口服溶石药、灌注溶石、体外冲击波碎石等保守治疗无效。

（3）影像学检查发现有胆总管结石、肝内胆管结石或肝外胆管结石。

（4）上消化道出血且经药物止血、三腔管气囊压迫止血、急诊内镜止血等治疗后无效。

（5）合并严重腹水且经中西医结合治疗6个月以上仍未改善。

手术方式按全身症状和局部情况而定，以解除梗阻、取净结石、引流胆汁、控制感染、降低门静脉压力、消退腹水等为主要目的，并在手术治疗前尽快提升患者的身体条件，以帮助其耐受手术。如果病情趋向好转，可在病情稳定后择期手术。手术力求简单、快速、有效。

◆问：肝吸虫病手术后，为何会腹泻？

答：出现腹泻的肝吸虫病患者，大多是进行过胆囊切除术的患者。患者常表现为大便次数增多、大便稀烂不成形甚或呈水样，进食脂肪含量较高的食物后加重。

原因在于，胆囊切除后，首先是由肝脏产生的大量胆汁会直接持续不断地流入十二指肠，导致胆汁酸吸收不良而过多地进入结肠，继而刺激结肠黏膜分泌水分、电解质，严重时便可引起腹泻。其次，过多进入结肠的胆汁酸亦可刺激结肠蠕动，加速肠内容物通过结肠，从而加剧腹泻。再次，由于胆汁酸损失过多，在进食脂肪含量较高的食物时，肠内胆汁酸浓度不够，便会导致脂肪的消化和吸收障碍，又加重了腹泻。

这是一种正常的现象，患者应该避免紧张、焦虑，否则会加重腹泻。其次要注意饮食，尽量多选择富含膳食纤维、维生素的食物（如新鲜蔬果等），避免摄入肥腻、油炸等脂肪含量高的食物。并在医生指导下适当服用止泻药物，如思密达。也可以用中药调理。

◆问：肝吸虫病肝硬化患者为何要查胃镜？

答：肝硬化后，食管及胃底的静脉回流入肝受阻变缓，血管就会膨胀曲张，当静脉压力达到一定程度就会引起出血。而食管胃底静脉曲张破裂出血往往来势凶猛，初次出血死亡率高，在生存患者中，两年内再发出血的危险性更高。

因此，为了预防上消化道出血，患者需要定期查胃镜才行。通过胃镜来评估食管胃底静脉曲张的情况以及出血的风险，再决定是否做进一步的治疗。

假如食管胃底静脉曲张明显，或者已经有出血，医生会在无痛胃镜下实施微创治疗（包括对静脉进行套扎、注射硬化剂，或组织胶注射），处理胃底及食管的静脉曲张。有研究团队对胃镜下微创治疗的病例进行随访发现，患者在术后 3~5 年内，再发生出血的概率非常低，不但患者的生存质量有所提高，因急性出血而死亡的事件也大大减少。

因此，一旦肝吸虫病患者被诊断出肝硬化，除了要进行驱虫治疗，在之后的治疗过程中也要定期复查胃镜检查。

◆问：乙肝合并肝吸虫病，可以直接用抗病毒药吗？

答：当前我国乙肝流行区和肝吸虫病流行区有很大一部分是重叠的，所以两者混合感染的情况较为多见。对于这类患者，不能直接使用抗病毒药，而应该先进行驱虫治疗。

一项关于治疗急性乙型病毒性肝炎（急性黄疸型）合并肝吸虫病的研究显示，医生在患者诊断出肝吸虫感染前，仅按肝炎治疗方案治疗 1 个月，发现患者的肝脏功能均不能恢复至正常，血清胆红素和转氨酶均不下降；当通过深入检查，证明患者合并了肝吸虫感染后,再用阿苯达唑驱虫治疗,2周后患者肝功能全部恢复正常。

可见,在对两者合并感染的患者进行保肝降酶治疗的同时,采用阿苯达唑和吡喹酮进行驱虫,可以减少两种疾病相互干扰给治疗带来的困难。因为肝吸虫的存在会大大削弱抗病毒治疗的成功率,甚至有利于病毒的复制,加重患者的病情。为此,乙肝和肝吸虫病并存时,应首先考虑驱虫治疗,然后再进行抗病毒治疗。

◆问：肝移植后，为何频繁做彩超？

答:一些重度肝吸虫病患者,因肝脏功能丧失严重,不得已须做肝移植手术以维持生命。而这些患者术后通常会被医生要求每天做彩超检查,这也引起了患者的困惑和不解。

其实,这是患者没有认识到术后彩超检查的重要性。肝移植是一项对医生和医院综合实力要求很高的技术,术后必须密切观察病情,以便及时处理。目前首选彩超检查来跟踪新肝的情况,因为它既没伤害,又可随时重复进行。

肝移植术后1周内,往往是出血、血栓和排异反应等并发症高发的时段,一般要每日进行1次床边彩超,连续多次结果正常后,可改为每2～4周复查1次。

在彩超下,医生可快捷地了解患者有无胸水、腹水,新肝大小和肝内结构,血管(肝动脉、门静脉、肝静脉、下腔静脉)是否存在血栓或狭窄,胆道吻合口是否通畅,有没有胆汁漏等,便于在患者出现不适前及时发现异常,并尽早处理。

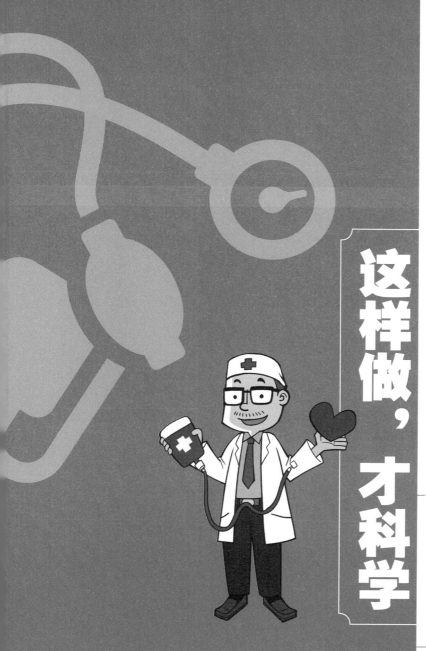

这样做，才科学

生活篇

PART 1 ▶
康复调养保健康

手术患者的饮食原则

　　手术是治疗重度肝吸虫病的重要方法，合理饮食，可以起到辅助治疗的作用。而在这方面，很多患者和家属都走进了一个误区，认为手术后需要大补，于是，各种汤汤水水、鸡鸭鱼肉都摆上了餐桌。但这种方法是不科学的，手术饮食应该遵循"先清淡后正常""先少量后常量"的原则。

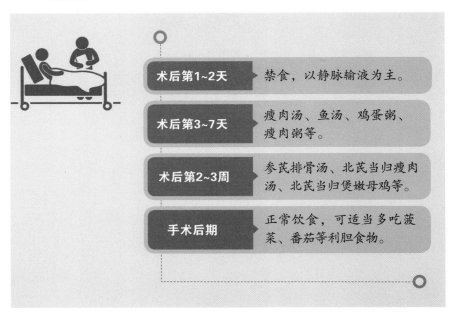

术后第1~2天	禁食，以静脉输液为主。
术后第3~7天	瘦肉汤、鱼汤、鸡蛋粥、瘦肉粥等。
术后第2~3周	参芪排骨汤、北芪当归瘦肉汤、北芪当归煲嫩母鸡等。
手术后期	正常饮食，可适当多吃菠菜、番茄等利胆食物。

术后1周以内：先食清汤，后食粥品

常规的胆道手术结束后，患者通常需要禁食24~48小时。这是因为手术的刺激，会使胃肠蠕动暂时停止。若在此时进食，吃进的食物在胃肠道停留过久就会发酵产气，使腹部膨胀并可能撕裂手术切口。因此，术后早期医生是不允许患者吃东西的，而是给患者静脉输液补充基本的营养物质和热量。

等肠蠕动功能恢复，肛门开始排气（即放屁）后，患者可在此时进食清淡流质食物，如粥水、清淡瘦肉汤、鱼汤等，注意不要用骨头或内脏煲汤——因为骨头汤或内脏煲汤往往味道浓、质滋腻，肥甘厚腻之物有碍脾胃功能恢复，容易增加胃肠道负担，不利于消化吸收。

进食流质食物2天后，如果肚子没有不舒服，就可以进食半流质食物（半流质较全流质食物浓稠一些），如瘦肉粥、鱼肉粥、鸡蛋糊等。进食初期应避免摄入高脂肪的食物和油煎炸等难消化的食物。从汤开始到粥，然后过渡到正常饮食。饮食的要求为从少到多，逐渐适应。

推荐食疗

山楂红糖汤：山楂10枚，冲洗干净，去核打碎，放入锅中，加清水煮约20分钟，调以红糖进食，可活血化瘀。

黑豆川芎粥：川芎10克用纱布包裹，与黑豆25克、粳米50克一起水煎煮熟，加适量红糖，分次温服，可活血祛瘀、行气止痛。

术后第2~3周：活血化瘀、养血补气

术后第7~10天，皮肤已经生长在一起，此时可以拆线，但患者的胆道损伤还没有完全恢复，饮食仍要以容易消化吸收的食物为主。

手术部位虽已连接并开始生长，但尚未牢固，中医治疗常遵循"和营化新"的原则，即活血化瘀的同时，加补益气血类药材，如北芪、党

参、茯苓、鸡血藤、当归、生地黄、熟地黄、五爪龙、何首乌等。患者可适当选择以上药材中的 2~3 种煲汤，

推荐食疗

当归黄芪瘦肉汤：将当归 10 克、黄芪 10 克、新鲜瘦肉 250 克，炖 1.5~2 小时，加少许食盐调味即可。

手术后期：健脾补肾、利肝利胆

经过 20 天到 1 个月的治疗、调理，患者已经基本上从手术中恢复过来。此时饮食可过渡到正常人的饮食，食疗方面多提倡健脾补肾、补气养血，以加速机体的康复，同时多吃一些利胆的食物。

常用于健脾补肾的药材有人参、白术、黄芪、党参、山药、茯苓、薏米、白芍、吴茱萸、莲子等；常见的利胆食物包括菠菜、青笋、番茄等。

注意不要吃过多的油脂，不要吃燥热、辛辣刺激、有碍脾胃功能的食物，每天都要有谷类、瘦肉、鱼、蛋、乳、各类蔬菜及豆制品，每一种的量不要过多。这样才能补充机体所需的各种营养。

推荐食疗

山药枸杞鸡汤：将母鸡半只（约 500 克）洗净切块，与山药 30 克、枸杞子 15 克、生姜 3 片同煮 1.5~2 小时，调入精盐即成。此方有养阴健脾、益肾补虚的功效。

牢记六点注意事项：

（1）术后患者常厌油腻，饮食宜清淡少油。选用鲜味浓的小麻油等较好。

（2）手术中的出血和手术刺激，可导致机体钾丢失量增加，血钾和细胞内钾浓度减少。故术后患者要注意增加含钾多的食物，如肉汁、菜汤、连皮水果、浓缩橙汁等。

（3）术后患者需要足量补充维生素，可以选用新鲜果汁和菜汤饮用。一般认为，每日饮食中维生素 C 不足 100 毫克时，应另外加用维生素 C 药片，以补足到 100 毫克以上。

（4）术中或多或少都有失血，蛋白质和铁质含量高的食物有利于补血，如瘦肉、禽蛋类、牛奶、鱼类、鸭汤、桂圆、银耳、甲鱼等。

（5）很多患者术后腹部会出现胀气和疼痛，故饮食中忌用胀气的食物，如纯糖、苔粉（红薯粉）、豆粉等。有些人食用牛奶、豆浆后也会发生胀气，一般也不宜饮用甜牛奶和加糖太多的豆浆。可选用酸梅汤、鲜橘汁、山楂汁、果汁、姜糖水、面条汤、新鲜小米粥、薏米粥等，以助消化。

（6）少量多餐，细嚼慢咽。易消化无刺激的饮食，可避免刺激伤口。每日 6~7 餐，干稀分食，进餐后 30 分钟再喝饮料或水。

贴心护理，注意三细节

由于手术创伤较大，术后康复时间长，不少进行手术治疗的肝吸虫病患者都会选择回家静养。不过，在居家康复过程中，伤口的护理、卧室环境、运动习惯等都对康复结果有很大影响，患者和家属都应当多加留心。

伤口发痒，不可搔抓

在手术伤口愈合过程中，很多人会出现伤口发痒的问题，这其实是正常现象。因为开刀时，皮肤的神经末梢被切断，而当伤口愈合时，它们也随之生长，长入瘢痕。新生的神经末梢很容易受到刺激，由于此时功能尚不完备，感觉模糊，于是就产生痒感。

伤口发痒的现象是暂时的，不必做特殊处理，随着时间的延长，痒感会逐渐减轻并消失。伤口发痒时不宜用手搔抓，或以衣服摩擦，以免破皮感染，延缓伤口愈合。实在忍受不了，可以用无菌棉签轻轻擦拭皮肤，或者在医生的指导下涂擦消炎抗过敏的药膏。

在生活中还要注意，洗澡水温不宜太高，洗完澡要适当润肤，防止皮肤干燥至伤口更痒。要穿透气、材质较软的衣服，避免衣服与伤口频繁摩擦。同时，少饮或忌饮酒，少吃或不吃辣椒、葱、蒜等刺激性食物，以免加重痒感。宜多吃新鲜绿叶蔬菜和水果、鸡蛋、瘦肉、肉皮等富含维生素以及人体必需氨基酸的食物。

开窗通气，畅通呼吸道

有些患者做完手术出院回家，害怕受风着凉，一天到晚紧密门窗，但这很容易引起呼吸道疾病。因为患者在长期卧床时,活动量较低,呼吸气体的交换减少,加上害怕影响伤口愈合而不敢咳嗽,呼吸道分泌物不能及时排出,使肺部抵抗力大大下降,此时如果室内空气不流通,很容易使肺部受到细菌感染,发生肺炎。

因此,患者在家休养时也应该开窗通气,保持室内空气清新。不过开窗并非是一天 24 小时都开窗,一天开窗通风 3 次,每次不少于 15 分钟,基本就能够维持室内空气的新鲜了。

除此之外,还要保持地面整洁干燥,注意把地面上各种细碎的东西收拾干净,减少家里的电线明线、地垫、门槛,以免行走时被绊倒。

适当运动,增强抵抗力

有些患者做完手术出院回家,追求一味静养,既不愿下床也不愿活动,就想让身体快速康复。但过分静养反而会带来一系列的健康问题,比如褥疮、胃肠功能减弱、肠粘连等。

褥疮的形成主要是因为长时间卧床时,身体一些骨突的地方(如足跟、骶尾部)容易长时间受压迫,造成血液循环障碍,致使其破损和坏死。褥疮一旦形成,不仅加重病情、延长病程,严重时可因继发感染引起败血症。而手术后的组织创伤、炎症的刺激,又会使胃肠功能减弱,加上长期卧床不动,使得整个胃肠蠕动功能减弱,消化功能下降并难以短期内恢复。同时,还容易造成肠管之间的粘连。肠粘连的结果又可导致肠的活动受限,轻者出现长期慢性腹胀、腹痛,重者可引起肠梗阻。

因此,患者手术后应在医生的指导下,及早进行适当的活动。以促进全身血液循环的流通,促进胃肠蠕动和消化功能的恢复,避免肢体肌肉废用性萎缩和预防褥疮的发生。

小 知 识

术后活动这样做更安全

（1）**时间越早越好**。手术结束后越早进行康复运动越好。部分患者的伤口可能放置有将胆汁引流出来的管子，在引流管拔除之前不方便下地行走，所以，手术当天一般只能在床上做被动的运动（如按摩下肢），这样可以促进下肢血流加快，预防静脉栓塞。在医生评估身体情况，把引流管拔除后，就应该练习下地行走了。年龄较大的患者，比较容易出现手术后卧床并发症，更应该早点下地行走。

（2）**运动量由小到大**。在运动量的选择上，应该由小到大，逐渐增加。在早期的卧床期间，应以深呼吸运动、有效咳嗽、翻身、四肢屈伸活动为主。等病情逐渐康复后，可以进行太极拳、散步、练体操等活动，以帮助调节气血，增强体质，促进康复。如果运动后感觉伤口疼痛加重或者夜间疲劳感很重，说明运动量过大，需要适当减少运动量。

强身健体，练练八段锦

养生强身领域，古有"武林三绝"，流传至今，分别是八段锦、五禽戏、易筋经。其中，八段锦形成于宋朝，"八段"代表八个连续的动作，"锦"是形容其动作如锦帛般绵连柔和，古朴高雅，不出偏差，故名。

肝吸虫患者在康复调养的过程中，可以试着练习八段锦。八段锦的动作特点是以全身旋转为主，一整套动作做下来，全身的关节都活动了，尤其是整个脊柱及四肢，能疏通气血，使经络通畅。而肌肉也得以锻炼，这样也可以加强体质，更快康复。

八个动作，若能连在一起做，效果最佳。如果觉得做整套时间太长，可以根据自身状况选做一两个。

预备式：两膝微屈开立，与肩同宽，两臂前屈，两掌捧于腹前，指尖相对，掌心向内，全身放松，目视前方。

第一式：两臂慢慢自左右侧向上高举过头，十指交叉翻掌，掌心向上。两肘用力挺直，两掌用力上托，维持片刻。两手十指分开，两臂从左右两侧慢慢降下，还原到预备姿势。重复6次。

第二式：左脚向左踏出一步，两腿弯曲，上身挺直，两臂于胸前十字交叉。头向左转，眼看左手，拇指伸直与食指成八字撑开，左手慢慢推出，左臂伸直，同时右手手指弯曲，屈臂用力向右作拉弓状。两眼注视左手食指，将两手收回到胸前，恢复到立正姿势。如此左右各做3次。

第三式：先举右手翻掌上托，而左手翻掌向下压，上托下压吸气而还原时呼气。左右上下换做8次。

第四式：两臂充分外旋，掌心向外，头慢慢向左后转，目视左后方；

两臂内旋,目视前方,复原,再作右转头。

第五式:两掌内旋上托至头顶,微屈肘,掌心向上,指尖相对,目视前方。两腿慢慢屈膝半蹲成马步,两掌向外侧下落,两掌扶按于膝上,拇指侧向后。上身右移成马步,目视前方,左右交替摇摆。

第六式:两臂举至头顶,掌心向前,目视前方,两臂外旋至掌心相对,屈肘,两掌下按于胸前,掌心向下,指尖相对。两臂外旋,两掌顺腋下后插,掌心向内,沿后背两侧向下摩运至臀部,上身慢慢前屈弯腰,两掌随之沿腿后向下摩运,至脚面抓握片刻再抬头。

第七式:左脚向左开步,两腿缓慢屈膝下蹲成马步;两拳握固,抱于腰侧,拳心向上,瞪目直视前方。左拳向前缓慢用力击出,左臂内旋,拳眼朝上,与肩同高。左拳变掌,向左环绕成掌心向上后,抓握成拳,再缓慢收抱于腰侧,目视前方。左右交替做 6 次。

第八式:两脚跟尽量上提,头用力上顶,然后两脚跟下落,轻震地面。

PART 2 ▶
熟食鱼虾益健康

把好入口关，严防肝吸虫

随着华南地区的肝吸虫感染率逐渐上升,并有向其他地区蔓延的趋势,国家卫生部对此公布了第六号"食品卫生预警公告",提醒广大居民要谨防生吃水产品导致的食源性寄生虫病。那么,要如何避免"虫从口入"呢?

预防肝吸虫病的一些方法

 改变饮食习惯 | 不吃淡水鱼生、虾生,或者未经彻底加热的鱼虾。

 注意器皿卫生 | 不用盛过生鱼虾的器皿盛放其他生菜或冷盘菜等直接入口食品。

 分开处理生熟食 | 切鱼虾的砧板、菜刀必须清洗消毒后方可再使用。

 注意个人卫生 | 在外戏水摸鱼时,不要喝生水,要将手洗干净再吃食物。

水产品，选购要用心

携带肝吸虫囊蚴的鱼生对身体的伤害是实实在在的，但所谓"无声细下飞碎雪，有骨已剁觜春葱"，对于爱食鱼生的食客来说，一碟鱼生不仅是珍馐美味，也是舌尖的极致享受。完全不吃鱼生可能一时无法做到，不妨先从挑选合格的鲜鱼入手，买到更安全、更放心的鱼。

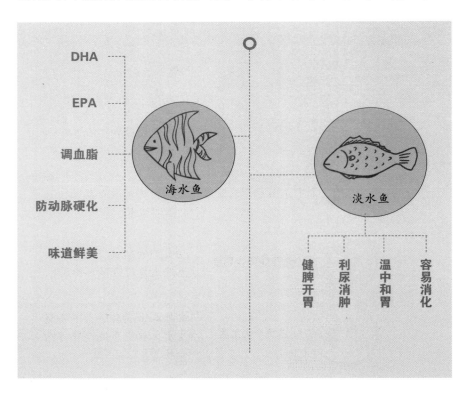

海水鱼 vs 淡水鱼，选哪个

市场上的鱼有海水鱼和淡水鱼。由于肝吸虫囊蚴通常感染淡水鱼，导致有些人认为海水鱼就不会携带肝吸虫囊蚴，其实，这是一种片面的认识。在淡水或半咸水中养殖过的海水鱼也可能携带囊蚴，因而最好不要生食。

那从营养成分的角度来看，海水鱼和淡水鱼有何区别呢？

研究显示，对于大脑所必需的营养物质，如欧米伽 -3 系列脂肪酸（如 DHA、EPA）、牛磺酸等，海水鱼的含量比淡水鱼高得多。

欧米伽 -3 脂肪酸能使血中的高密度脂蛋白胆固醇含量增加，使低密度脂蛋白胆固醇含量降低。高密度脂蛋白胆固醇是有益的胆固醇，能帮助分解代谢体内脂类；而低密度脂蛋白则使胆固醇沉积在血管，引起动脉硬化，是危害人类健康的"恐怖分子"。

当然，与海水鱼相比，淡水鱼也有其优点，有一些特殊的营养保健价值。比如，鲤鱼有健脾开胃、利尿消肿的功能，草鱼有温中和胃、平肝等作用，鲫鱼更是适合慢性肾炎、肝硬化所引起的水肿患者食用。淡水鱼肉质松软，适合老年人和小孩或消化功能稍弱的人食用。

从味道上来说，海水鱼的味道比淡水鱼鲜。因为海水鱼的游动范围和游动时的力度比淡水鱼大，这使其肌肉弹性更好。

三招教你挑到新鲜鱼

那么，怎么样才能购买到新鲜的鱼呢？不妨试试以下几招。

第一招：看

首先看鱼眼。新鲜的鱼眼球饱满突出，角膜透明清亮，富有弹性。若鱼眼凹陷，则说明鱼不新鲜。

其次看鱼鳃。新鲜的鱼，鳃呈鲜红色，黏液透明。若鳃色变暗呈灰红或灰紫色，甚至黑色，则鱼不新鲜。

再看鱼鳞。新鲜的鱼,体表有透明黏液,鳞片光泽且与鱼体贴附紧密,不易脱落。

最后看鱼腹。新鲜鱼的腹部不膨胀,肛孔呈白色、凹陷,不新鲜的鱼肛孔稍凸出。

第二招:摸

新鲜鱼的肌肉坚实有弹性,指压后凹陷立即消失,肌肉切面有光泽。若指压后凹陷不能立即复原,则说明鱼不新鲜。

第三招:闻

闻鱼鳃。新鲜鱼的鱼鳃具有海水鱼的咸腥味或淡水鱼的土腥味,而闻起来发臭变味的则是不新鲜的鱼。

同时,由于环境污染,无论是海水鱼还是淡水鱼,是养殖鱼还是野生鱼,都可能存在重金属富集的问题。因此,选购鱼的时候,常常换品种,可以降低因为偏爱某种鱼而导致重金属中毒的危险。

好消息预告

我国科学家已经研制了检测淡水鱼感染肝吸虫的试纸条,目前正在申报专利和小量生产阶段。该试纸条只需在鱼的体表拖贴 2 秒钟,鱼体表黏液中的肝吸虫抗体就吸附到试纸条上,经过液体的渗滤作用,2~3 分钟后出现两条红线表明鱼体感染了肝吸虫,若只有一条红线,则没有感染。这个方法简便、快速、准确,试纸条有望在 2018 年批量生产。

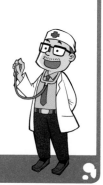

看食谱，做出安全美味鱼

经常吃鱼生可能会感染肝吸虫，但如果因为这样就完全不吃鱼，也是不必要的。鱼肉本身并无过错，错的是食用方法——生吃携带肝吸虫囊蚴的鱼生。在日常生活中，只要将鱼、虾等水产品完全烧熟，就可以杀灭肝吸虫囊蚴，安心享用美食了。

下面介绍几种常见鱼虾烹制食谱，给大家做个参考。

食谱一：红烧鲤鱼

材料：鲤鱼1条，熟鸡肉25克，鲜蘑菇25克，鲜笋尖25克，酱油3匙，生粉3匙，料酒3匙，香油1匙，葱、姜、蒜、盐、味精适量。

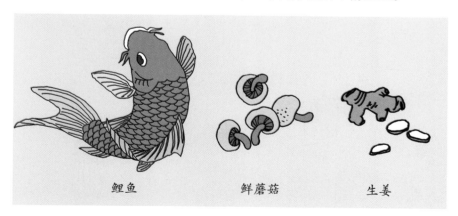

鲤鱼　　　　　鲜蘑菇　　　　　生姜

做法：

（1）鲤鱼清洗干净后，在鱼鳃后1厘米处和离尾部约3厘米的地方各横切一刀深至脊骨，用刀面从尾向头平拍，使鳃后刀口内的白色侧线冒出，用手指尖捏住线头，将侧线拉出，另一面同样处理。鱼身两面等距离各划几刀，抹上盐和料酒，腌制 1 小时入味。

(2) 熟鸡肉、鲜蘑菇、鲜笋尖均切成薄片，葱切段，姜、蒜切片。

(3) 起油锅烧至七成热，下鱼炸成浅黄色，捞出待用。

(4) 锅中留约 50 毫升油，起小火，下姜片、蒜片、葱段爆出香味。

(5) 倒入熟鸡肉、鲜蘑菇、鲜笋尖，用中火拌炒半分钟。

(6) 加水 300 毫升，煮开后下鱼，并调入酱油、盐，烧约 3 分钟，翻面再烧 3 分钟，捞起装盘。

(7) 将锅中的汤汁勾芡后，淋入鱼盘中即成。

营养点评： 去掉鲤鱼侧线可达到去腥的目的。侧线是鲤鱼皮下的管状感觉器官，内部充满黏液并与外界相通。鲤鱼栖息于水底，故侧线土腥味较重。鱼类所含蛋白质易于吸收，不饱和脂肪酸对心血管系统有利。这款红烧鲤鱼鲜香扑鼻，更适合南方人的口味。

食谱二：清蒸鲈鱼

材料： 新鲜鲈鱼 1 条，冬笋 50 克，蒸鱼豉油 2 汤匙(30 毫升)，香菇 3 朵，青葱 3 根，姜 10 克，盐 3 克，料酒 1 茶匙。

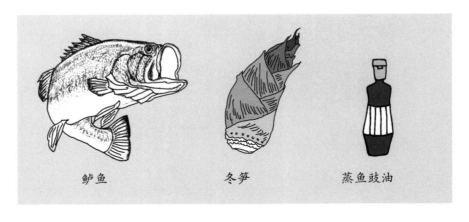

鲈鱼　　　　　冬笋　　　　　蒸鱼豉油

做法：

(1) 鲈鱼去鳞，去内脏，清洗干净。

(2) 在鱼身两面等距离各划几刀，抹上盐和料酒，腌制 20 分钟入味。

(3) 香菇、冬笋切片，葱切段，姜切片。

(4) 将葱段辅在盘子底层，放上鱼，在鱼身的切口内，放上一半切好的香菇片、笋片、姜片，另一半填在鱼肚子里。

(5) 淋上蒸鱼豉油，再切少许葱段和姜丝撒在鱼身表面。

(6) 蒸锅里加水，放入鱼，加盖用大火蒸到冒热气后，再继续蒸 8 分钟即可。

营养点评： 鲈鱼中含有大量的营养物质，不仅可以帮助人体补充优质蛋白，其所含的不饱和脂肪酸还可以保护心血管，预防动脉粥样硬化。同时，鲈鱼肌纤维很短，水分含量较高，相比起其他肉类更容易被人体消化。

食谱三：松柏烧桂鱼

材料： 桂鱼 1 条，柏子仁 10 克，松子仁 30 克，笋片 20 克，熟猪油 100 克，料酒 20 克，白糖 15 克，酱油 25 克，姜、葱少许。

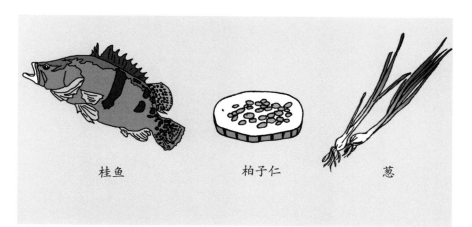

桂鱼　　　　　　柏子仁　　　　　　葱

做法：

(1) 桂鱼处理洁净后，将鱼身两边用刀斜切成菱形花纹，刀距半寸，刀深近骨为宜。

(2) 炒锅置火上倒入熟猪油，将鱼两面煎煸至微黄备用。

(3) 取柏子仁打碎后用双层纱布包扎塞入鱼腹中。

(4) 另取炒锅锅底垫上姜片、葱段，把桂鱼平放在上面。

(5) 加入料酒、白糖、酱油、笋片、松子仁，再加适量清水至约高出鱼身一指为度。

(6) 置旺火上烧开，改微火炖烧至熟，将鱼移至大瓷盘中。

(7) 取出鱼腹中的小纱布袋弃去，用漏勺捞出汤中佐料放在盘中鱼侧。

(8) 将煮鱼汤汁加热用淀粉勾成芡汁浇在鱼上即成。

营养点评：松柏烧桂鱼具有益气养血，补益脾胃，调治虚劳的功效，常吃能促进机体气血旺盛，使人精力充沛，适用于贫血乏力、食欲不振、肺痨疾病者的调补。除此之外，它还有养心安神、润肠通便之功效，对气血亏虚所致心烦失眠尤其适合。

PART 3 ▶
多个途径，阻击肝吸虫

养宠之家，别忘防虫

现如今，养宠物的人越来越多，但养宠所引发的健康问题也日益凸显。作为一种体内寄生虫，肝吸虫也可以寄生在猫、狗的肝脏，不仅会伤害宠物的身体，还会在适当条件下传播给人体，使人患上肝吸虫病。

宠物也是传染源

有些人可能会感到奇怪，宠物肝脏中的肝吸虫，怎么会传播给人体呢？其实，这个传播过程在实际生活中相当容易实现。

当肝吸虫在猫、狗的肝脏中寄生时，其虫卵会随着粪便排出体外。而宠物的粪便较难管理，很容易给虫卵机会进入水中，感染淡水螺、淡水鱼等，最后藏身于餐桌上的美味佳肴中，使人体感染肝吸虫。因此，携带肝吸虫的宠物猫、狗（医学上将它们称为保虫宿主）是一个重要的肝吸虫病传染源。

除此之外，宠物体内的有些寄生虫，如蛔虫、绦虫、弓形虫等，还能通过粪便感染人体。这主要是因为有些人平时在清理猫狗的粪便时不注意卫生，不小心沾到动物粪便后，没洗干净就吃东西，或者粪便污染了水果、餐具等，都可能把虫卵囊带到人体内繁殖。

宠物可能携带的寄生虫

别用生鱼虾饲喂宠物

由于肝吸虫病多无明显症状,除非体检,否则一般难以觉察病情。因此,除了人要定期查查体内的寄生虫外,宠物也需要定期注射疫苗和定期驱虫,以保障宠物的健康。

在日常生活中,还要注意宠物的饮食与饮水卫生,不要使用生鱼虾饲喂宠物,尽量将鱼虾等烧熟之后再饲喂,以免其感染肝吸虫;要及时清理宠物粪便,注意不要直接用手接触粪便,最好拿塑料袋或厚纸包裹。清理后,要用肥皂洗手。饲养宠物的场所,也要经常消毒。经常在地板上玩耍的小孩,要勤洗双手。

如果有条件,最好将粪便进行堆积发酵,防止宠物粪便中的寄生虫卵污染环境。那些随意让宠物粪便污染自然环境,如在遛狗时让狗随处排便的行为,不仅对公共卫生,而且对人畜共患疾病的预防,都有极其不良的影响。

把小猫小狗带回家前,你该知道的事

●收养流浪猫、狗

流浪猫、狗,相对于家养的,会有许多不明健康因素。比如,除了可能有各种病痛外,还可能有隐患,或可能感染了狂犬病病毒。

所以,将流浪猫、狗带回家前,要先带到宠物医院打预防针(包括狂犬病疫苗等),同时治病、驱虫、清洁。同时,流浪猫、狗还可能有咬人等情况发生,要做好防护。

●新买小狗

买过小狗的人,常有一种体会,就是买回来没多久,狗狗就病了。

这是因为,狗的传染病较多,而卖主动物防疫意识较薄弱,许多小狗容易感染肠道寄生虫。所以,新买的小狗最好带去做常规检查,尽早治疗。

领养小动物前，要先了解动物的性格，看性格与你合不合得来，做足预防措施才好。

为什么呢？因为有些被抛弃过的猫、狗，性格会变得孤僻、敏感，不容易相处。当然，大部分猫、狗，会珍惜新主人，对新主人特别忠诚。

健康提示：倘若不慎被家中的猫狗抓到、咬到，应立即用大量的 20% 肥皂水，或 1∶1000 的新洁尔灭溶液，反复冲洗伤口约 20 分钟，再用大量清水冲洗 10 分钟，最后涂上 2% 碘酒；不要缝合和包扎伤口，并在 24 小时内到附近的防疫机构或医院注射狂犬疫苗。

不让肝吸虫"走上"餐桌

肝吸虫的生活史包括虫卵、毛蚴、胞蚴、雷蚴、尾蚴、囊蚴、后尾蚴、成虫等阶段,同时整个生活史的完成还需要两个中间宿主——淡水螺(第一中间宿主)和淡水鱼虾(第二中间宿主),人畜则为终宿主。

从理论上来看,只要控制和消除肝吸虫生活史其中的一个环节,就可以达到切断肝吸虫病传播的目的。不过在实际生活中,要完全消除其中一个环节并非易事。从保证食客的美食体验,以及养鱼户的经济收益等角度出发,可行的预防途径有两条:一是管理粪便,不让肝吸虫病患者的粪便污染鱼塘。二是消灭鱼塘中的淡水螺,不给肝吸虫感染淡水鱼的机会。

鱼塘旁边,勿建厕所

由于农村养鱼户大多有吃鱼生的习惯,因此肝吸虫病的患病率很高;同时,部分养鱼户还认为人的粪便可以为鱼提供营养,因此常在鱼塘旁边建立简易的厕所。殊不知,这种行为反而会给自家的养殖鱼带来毁灭性的打击。

感染肝吸虫的人如果经常在鱼塘旁大便,粪便中的虫卵也会随之入水,感染鱼塘中的淡水螺,然后经历各种阶段最终侵袭养殖鱼,它不仅会导致养殖鱼大批量死亡,给养鱼户造成经济损失,未死亡的养殖鱼也可能携带着肝吸虫囊蚴进入市场,"走上"餐桌,使远在千里之外的人感染肝吸虫。

针对这一点,养鱼户要加强粪便管理,不要在鱼塘旁边建厕所,取消露天厕所;公共厕所和居民自家厕所要加盖,防止雨水冲刷粪便。

最好的办法是建沼气池,对粪便进行无害化处理,既能杀灭粪便中的虫卵,又能提高肥效,还利用了清洁能源,一举多得。

使用药物,消灭淡水螺

淡水螺(如纹沼螺)是肝吸虫的第一中间宿主,鱼塘中的淡水螺密度较高,一旦被虫卵感染,就会释放大量尾蚴感染淡水鱼,使养殖鱼大批死亡。因此,消灭淡水螺,也是切断肝吸虫病传播环节的主要措施之一。不过,这要建立在鱼塘较为封闭、不会给生态环境造成很大影响的条件下进行。

目前,常用的灭螺方法包括向鱼塘投入药物灭螺,和使用耳萝卜螺生物灭螺(注:耳萝卜螺并非肝吸虫的中间宿主,但能捕食纹沼螺的幼螺)。相关研究显示,向鱼塘内喷洒不同浓度的"灭螺鱼安"药液(0.2ppm、0.4ppm、0.6ppm)后,48小时螺的死亡率均达100%,而且并没有使鱼产生中毒现象。

使用耳萝卜螺捕食纹沼螺则是一种既经济、又无污染的生物灭螺方法。耳萝卜螺和纹沼螺的生存环境相似,不同点在于耳萝卜螺不会被肝吸虫感染,纹沼螺会被肝吸虫感染,而且耳萝卜螺还能捕食纹沼螺。因此,在肝吸虫病流行区,可以利用耳萝卜螺作为纹沼螺天敌的特性,向池塘投入耳萝卜螺以杀灭纹沼螺,阻断肝吸虫病的流行环节。

不过也有研究显示,耳萝卜螺的大量繁殖可能导致其他的寄生虫病,在实际应用中,要考虑当地的流行病情况和池塘生态环境等,向当地疾控中心反映后再做决定。

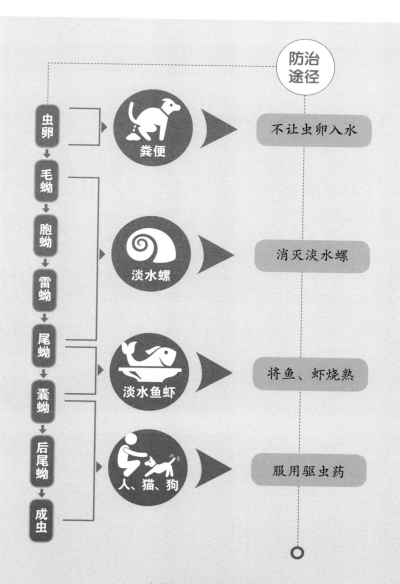

防治途径

虫卵 → 毛蚴 → 胞蚴 → 雷蚴 → 尾蚴 → 囊蚴 → 后尾蚴 → 成虫

粪便 ▶ 不让虫卵入水

淡水螺 ▶ 消灭淡水螺

淡水鱼虾 ▶ 将鱼、虾烧熟

人、猫、狗 ▶ 服用驱虫药

防治肝吸虫病的途径

好消息预告

　　我国科学家经过 10 多年的研究，目前已研制出预防淡水鱼感染肝吸虫的疫苗。广东省 2013—2016 年连续 4 年向顺德、珠海、南沙的水塘中投放疫苗，鱼吃进疫苗后可以百分百不感染肝吸虫。一旦大规模推广，将大大减少肝吸虫感染人的风险，而且可以提高鱼的生存率和鱼肉的质量，从而把防治人的肝吸虫病提前到防治鱼的肝吸虫病阶段，使预防疾病"关口前移"。

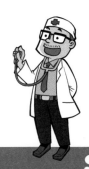

PART 4 ▶
从心理层次击退疾病

小病不可随便

　　《韩非子·喻老》中有这样一个典故：名医扁鹊进见蔡桓公，他在蔡桓公面前站了一会儿，便出口提醒蔡桓公"有病在表皮，不治疗恐怕要加重"，但桓公并没有相信他，反而认为扁鹊是为了夺取功劳，故意把没病的人说成有病。在这之后，扁鹊又去觐见了蔡桓公几次，从提醒他"有病在皮肉"到"有病在肠胃"，桓公都不肯治疗。最后一次进见时，扁鹊看到桓公转身就跑。桓公感到很奇怪，特地派人去询问原因。扁鹊说，现在病已"在骨髓"，连大罗神仙也没办法治了。果不其然，蔡桓公最后病死了。

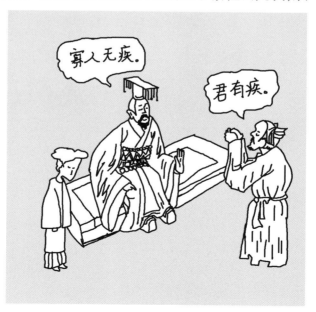

讳疾忌医，小病变大病

虽然目前尚不清楚蔡桓公得的是什么病，但很明确的一点是，如果蔡桓公能早点听取扁鹊的意见，积极治疗，绝不会走上"因病丢命"的道路。

在实际生活中，绝大多数人并没有因为一点小毛病就去医院的习惯，有些人出现长期咳嗽、疲乏无力、头晕头痛时，选择自己强忍，期待疾病能自动好转，或者因为看病和工作产生冲突，又或者家里离医院太过遥远等原因而一直不去治疗。殊不知，这些表现都是身体发出的疾病信号，放任不管只会让身体受到更严重的损害，最终导致无法挽回的后果。

以肝吸虫病患者为例，慢性肝吸虫病患者症状并不显著，大多表现为胃部不适、上腹胀、精神欠佳等，偶尔出现低热、消化不良，这也导致有些患者误认为自己是睡眠不足或者工作太过劳累所致，使得肝吸虫在不知不觉中损害肝脏，不仅让肝胆发炎，产生结石，还导致肝脏出现纤维增生，最终发生肝硬化甚至是肝胆管癌，这是尤为让人痛心的事情。

治未病，重在定期体检

那么，要如何早期发现肝吸虫病，并进行治疗呢？

重点就在于定期体检。现在很多医院都设有寄生虫检测的体检项目，包括粪便检查、肝吸虫抗体检查、肝胆B超检查等，它们都具有很高的诊断价值，大家不妨试一试。

除此之外，遇到身体轻微不适，且症状持续较久的情况时，一定要尽早到医院诊治，查清病因，才能在尚未发病之时就将疾病扼杀在摇篮里。而这，就是中医里的"治未病"思想，未病并不是没有病，而是指身体已受邪但还没有明显症状或症状较轻的阶段，高明的医生能发现这些细微的症状,然后采用防治手段阻断其发展。

　　在"治未病"以后,还有"治欲病""治已病",分别指的是在疾病即将发作时进行治疗,和在疾病已经发作时进行治疗。这三个阶段中,"治未病"成本最低,也最容易;"治欲病"次之;"治已病"成本最高,也最困难。

　　肝吸虫病的治病过程也可以分为三个阶段,首先要在刚露出疾病苗头时防微杜渐,回忆最近是否有吃鱼生,若有要赶紧去医院或当地疾控中心做个寄生虫检查;其次要在出现比较明显的症状时积极去医院进行诊治,莫要期待疾病自动好转;最后在已经查明疾病时,采取有力措施,积极配合医生进行治疗。

保持平和的心态

【病例回放】

张老伯是广东顺德人，平日就爱喝点小酒、吃点鱼生，自觉身体很健康。但前段时间，儿子给了张老伯一张体检卡，让老人上医院检查一下。这一检查，烦恼就来了，医生怀疑张老伯患有肝硬化，安排了3天后做肝组织病理检查和影像、血液等检查确诊。得知自己可能患了肝硬化，在等待检查的时间里，张老伯是吃不好也睡不好，不仅觉得浑身都疼，还常常喘不过气儿来，几天时间里就像大病了一场。

好不容易做了各项检查后，医生告诉张老伯，他确实患了肝硬化，恐怕是经常吃鱼生、喝酒所致。在之后的治疗过程中，张老伯也是每日忧心忡忡，任旁人劝说也不听，整日待在医院不肯出门，即便如此，张老伯病情还是急转直下，断断续续治了3年就撒手人寰了。而根据张老伯的主治医生所言：张老伯之所以生存期短，心态不佳是个很重要的原因。

接受疾病，心态归于平和

类似张老伯这样的事情其实在我们的生活中并不少见。很多人在确诊为某种重大疾病时，常常感到恐惧、精神崩溃，不愿接受。但这种消极心态不仅无益于疾病的治疗，还可能加重病情。

要想战胜疾病，首先就要学会接受疾病，不让它影响我们的心情。疾病所带来的躯体不适，的确会让人痛苦、情绪欠佳，但如果这样我们就举手投降了，不正中了"敌人"的诡计吗？虽然保持乐观的心态很难——毕竟，病痛都是你自己在承受，没有人能代替。但，仍要尝试着把心放宽，多一点正面的思考：要知道，即使是患了肝硬化，经过积极有效的治疗，以及维持健康的生活方式，很多患者能获得较长的生存期，过回正常人的生活。

而且现代医学研究已经证实，如果一直处于情绪低落状态，人体的免疫力就会下降，遭受各种细菌、病毒侵犯时，就会因抵抗无力而容易发病。有一个平静的心态，才可能全力以赴地去做任何事情。同样，要战胜难缠的疾病，是离不开这种精神的。

积极配合，利于疾病康复

当然，所谓的接受并不是被动地听从医生的安排，而是能坦然面对疾病、面对所谓的多少年生存率。只有心里坦然，才能积极学习所患疾病的知识，并和医生一起讨论制订自己每一次的治疗方案，了解每次治疗方案可能出现的情况，并提前寻求解决方法。

在此之外，不要给自己过多的负性暗示。有些人，尤其是老年人患病后，虽然心里已经接受了事实，但常常对着周围人念叨"我生病了""不中用了"，其实，这些说说的话语都是负性暗示，会对情绪产生潜移默化的影响。有外国研究表明，如果认为自己不健康，那么很可能走上"自证预言"的道路，即自己证实自己的预言是正确的。

生病的人更要认识到情绪管理的重要性。保持乐观的心态，对待疾病和生活也会更加积极，也更愿意和病友交流，这样也能减轻家人的负担。

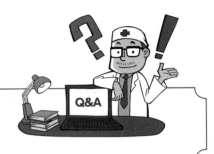

经典答疑

◆问：可以通过注射疫苗预防肝吸虫病吗?

答：很遗憾，目前尚无针对肝吸虫感染的特效疫苗。不过对于抗肝吸虫疫苗的研究已取得巨大进展，最有潜力的候选疫苗之一为肝吸虫的脂肪酸结合蛋白（FABP）——一种用来转运来自宿主长链脂肪酸的重要载体。

研究人员以 2 组 SD 大鼠为研究对象，对其中 1 组接种携带肝吸虫脂肪酸结合蛋白的疫苗，使其产生免疫应答反应。然后将同样数量的肝吸虫囊蚴喂给大鼠，观察 2 组大鼠的肝吸虫感染情况。分析结果发现，接种疫苗的大鼠，其成虫回收率减少 40.9%，平均每克粪便虫卵数减少 27.5%，这说明疫苗的刺激使大鼠机体产生了抗肝吸虫的特殊免疫反应，使得免疫系统能在一定程度杀灭肝吸虫，降低感染程度。

虽然如此，也不能证明这种疫苗一定对人体有效。人体的反应机制和动物相差较大，能否用于人体、其安全性和实际应用价值究竟如何，还有待科学家进行进一步的探索。

◆问: 肝吸虫病治愈后, 还会再患吗?

答: 在感染肝吸虫后, 患者确实可以产生免疫反应, 但这种免疫反应并非终生存在, 治愈后同样可能因为吃鱼生而再次感染。

有些人听闻幼时得过水痘、麻疹后会终生免疫, 便认为肝吸虫病也是如此。其实, 即便是水痘、麻疹等传染性疾病, 它们也会在机体免疫功能下降时重新患病。更何况肝吸虫病还是一种寄生虫病, 机体的免疫系统对肝吸虫囊蚴的杀伤作用非常弱, 只有服用驱虫药, 才能彻底杀灭肝吸虫, 治愈疾病。

在治疗时, 还需遵医嘱定时、定量用药, 这是快速治愈的关键。如果随便更改治疗方案, 或者擅自停药, 又或者用药断断续续。都很难达到满意的治疗效果。建议在第一次因为肝吸虫病而就诊时, 在积极服药的同时改变饮食习惯(如不吃鱼生), 才能真正预防肝吸虫病。

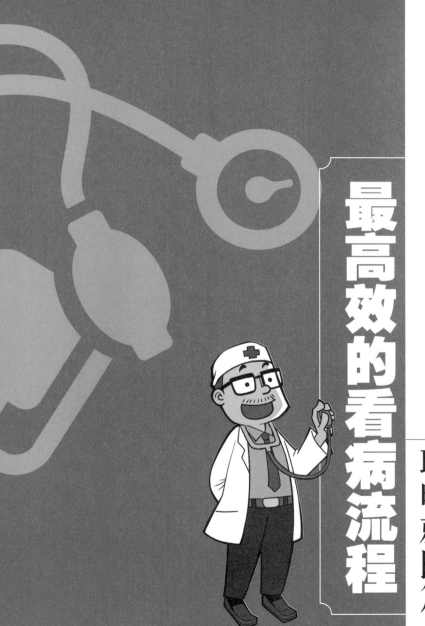

最高效的看病流程

聪明就医篇

初次就诊，找对门路

生活之中，生病就医是很平常的事。不过对于初次就诊的人来说，要找到最适合自己的医院和医生，还需要掌握一些技巧才行。

挑医院，以就近原则为主

如果身体出现轻微不适，在此之前并没有去医院做过检查，也没有找医生咨询过，那么不用急于到大医院(比如一线城市的三级甲等医院)就诊，可以以自己方便为原则，在居住地附近的医院或者疾控中心就诊，做一些初步的检查，并了解医生对自己的情况作出的诊断。

因为肝吸虫病是一种常见疾病，绝大部分患者通过服用驱虫药就可治愈。在肝吸虫病的流行区域，有经验的医生都对此病有所了解，通过询问病史和做一些必要检查，很快就能判断疾病，并给予正确的治疗。如果贸然到大医院就诊，不仅需要花费额外的路费和精力，还可能因为就诊过程太过匆忙而导致误诊，这样，显然是得不偿失的。

在初次就诊后，如果被医生怀疑或确诊患上了肝吸虫病肝硬化或者肝胆管癌，那么最好到正规的三级甲等医院做进一步的检查，以明确病情。

挑科室，记住消化内科

在确定医院之后，接下来就是选择科室了。所谓"闻道有先后，术业有专攻"，不同科室的医生擅长治疗的疾病都不一样

比如，外伤、骨折、化脓感染、痔疮，以及突然发作的剧烈的腹痛等，一般要看外科。内脏器官的疾患，除了外科病外，多是内科病，这要就诊内科。但在实际生活中，很多患者常常搞不清楚这一点，以致挂错号，走错科室，这样不仅浪费时间，还很容易延误病情。

对于肝吸虫病患者来说，其主要症状为腹痛、腹泻以及发热等，一般建议去消化内科或者肝病科就诊。后期若病情严重，可能会转到肝胆外科就诊。部分医院设有专门的寄生虫研究中心，可以检测多种寄生虫，为患者提供更专业和规范化的治疗。

挑医生，从普通号开始

大医院往往患者众多，挂号不是件容易事；如果想挂专家号，更是难上加难。

为方便和提高效率，还没有做过证实检查的初诊患者，或是在居住地附近的基层医院做过最基本检查的患者，没有必要一定要立刻看专家门诊。患者不妨先挂一个消化内科的普通号，先看普通号的医生，让医生对自己的病情有个初步了解，确定是否该看这个科室，还需要做哪些检查，根据症状、体征等初步判断并给出相应的治疗方案。

如果普通号医生无法做出确切的诊断，或者虽然确诊但疗效不佳，此时可以携带各项检查结果以及治疗过程看专家门诊。这样做，患者可以尽快得到专家决策性的建议，效率更高。患者等候时间缩短了，专家也有更多时间用在最需要的患者身上。

提高门诊就医效率的5个技巧

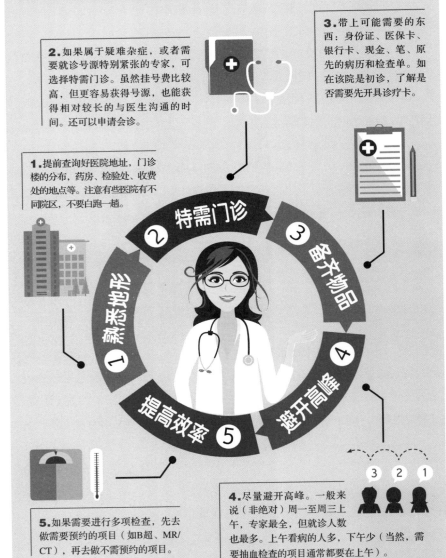

2.如果属于疑难杂症，或者需要就诊号源特别紧张的专家，可选择特需门诊。虽然挂号费比较高，但更容易获得号源，也能获得相对较长的与医生沟通的时间。还可以申请会诊。

3.带上可能需要的东西：身份证、医保卡、银行卡、现金、笔、原先的病历和检查单。如在该院是初诊，了解是否需要先开具诊疗卡。

1.提前查询好医院地址，门诊楼的分布，药房、检验处、收费处的地点等。注意有些医院有不同院区，不要白跑一趟。

特需门诊

③ 备齐物品

熟悉地形

① 避开高峰

提高效率 ⑤

④

5.如果需要进行多项检查，先去做需要预约的项目（如B超、MR/CT），再去做不需预约的项目。

4.尽量避开高峰。一般来说（非绝对）周一至周三上午，专家最全，但就诊人数也最多。上午看病的人多，下午少（当然，需要抽血检查的项目通常都要在上午）。

预约挂号全攻略

　　利用各种各样的互联网或移动互联网工具进行预约挂号,不仅会节省大量排队挂号的时间,一些难得的号源也有更大的机会获得。而且,预约方式通常可以具体到时间段,可以更自由地安排就医,减少与工作生活的冲突。

预约挂号要注意的问题

　　◎注意医院号源放出的时间,不同挂号平台会有不同的放号时间,错过这个时间,一些抢手的号源会更难得到。

　　◎注意不同预约方式的有效预约时间,如提前1周或2周。

　　◎知晓不同预约方式的服务时间。部分网络预约是24小时,也有一些夜间(0:00—7:00)停止服务。

　　◎不要爽约。如有特殊情况不能前往就医,要提前取消。否则会被列入"爽约名单",限制下次使用预约挂号服务。

　　◎有不同院区的医院预约时应该看清楚医生出诊地点。

　　◎一些预约方式仅支持有该院诊疗卡者,初诊者可以尝试别的方式。

常用预约挂号方式一览（广东省）

广州市卫生局统一挂号平台：http://www.guahao.gov.cn。
医院官方网站：部分医院官网开通预约功能，一般在医院网站首页。
第三方网络挂号平台：健康之路、挂号网、医护网等。

健康之路：400-6677-400。
电信：114。
移动：12580。

医院微信公众号：关注就诊医院微信公众号服务号便可预约。
打开微信APP**"微信→钱包→城市服务→挂号平台"**。

打开支付宝APP**"支付宝→城市服务→挂号就诊"**。

目前仅有部分医院开发了相应APP。
第三方挂号 APP 及其微信公众号、微医 APP 及其微信公众号、160 就医助手 APP 及其微信公众号、翼健康 APP 及其微信公众号。
不同服务平台号源不一，可作不同尝试。

各医院门诊预约挂号人工服务台方式与一般现场挂号相似。
各医院门诊挂号自助机：需要注册或办理诊疗卡，兼具付款以及验单查询功能。
"微导诊"现场扫码预约。

需要复诊的患者可以现场让**医生预约下一次就诊时间。**

就诊前，做好这些准备

　　看病前做好充分的准备，看病时适当地给予配合，对于医生看好病非常重要。特别是一些小细节，看似无足轻重，其实对于提高诊疗的效率和准确性大有裨益。

初诊时要带这些东西

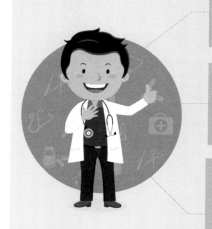

01 个人身份证明
身份证、医保卡，就诊医院的诊疗卡可在服务台申请。

02 钱
适量现金，注意不要携带过多的现金，以免遗失或被盗；银行卡或安装有支付软件的手机。

03 记录问题的笔记本
为避免遗忘，可以将自己想要问医生的问题写下来，在看病时询问。

初次就诊，做好三项准备

首先，看病前需要做一定的准备工作，包括以下几点：

记录交通路线。从来没去过的医院，需要先确定交通路线。有些医院名字比较相似，或者有不同的分院，在去之前一定要弄清楚，以免跑错医院。另外，要提前出发，给自己预留足够的时间，以免路上交通堵塞，错过预约的就诊时段。

着装得体。一些紧身衣物，或者带有金属的衣物对医生的触诊以及核磁共振检查项目有一定影响，建议穿着宽松的上衣和裤子，加上容易穿脱的鞋子，尽量避免穿连衣裙、吊带裤和形体衣。

空腹就诊。肝吸虫患者因为存在肝胆病变，大多需要进行肝胆 B 超检查。有些还需要做血常规检查。如果就诊前吃东西，会使胆囊收缩，影响到超声检查时胆囊的显影，可能遗漏病变的检出。因此肝吸虫患者首诊前应空腹（可先把早餐准备好，经询问医护或检查完毕后即可进食）。

上述说的是一般就医前的准备，如果患者是急性肝吸虫病发作，则要以尽快就诊为主要出发点，不必拘泥于太多的细节。

复诊时要准备的资料

　　不论是急性、慢性还是重度肝吸虫病患者,都需要复诊,以明确体内肝吸虫的杀灭情况。不过在去医院之前,除了对自己病情变化的新情况进行记录外,还有一项很重要的工作,需要患者本人或家属提前做好,复诊才能获得较好的效果,那就是准备资料。

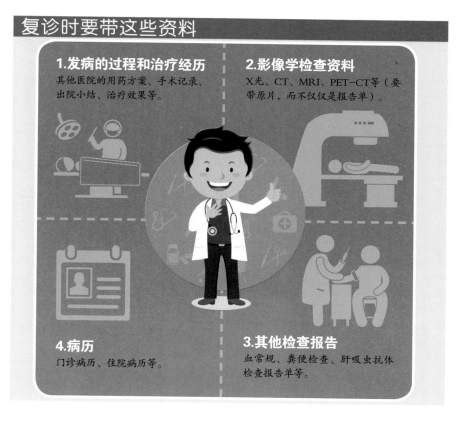

复诊时要带这些资料

1.发病的过程和治疗经历
其他医院的用药方案、手术记录、出院小结、治疗效果等。

2.影像学检查资料
X光、CT、MRI、PET-CT等(要带原片,而不仅仅是报告单)。

4.病历
门诊病历、住院病历等。

3.其他检查报告
血常规、粪便检查、肝吸虫抗体检查报告单等。

门诊病历，患者的健康档案

经常会有一些患者，在其他医院作了很多检查和治疗，但就诊时却什么资料都没带上，也说不清楚曾经做过哪些检查和治疗。甚至有些人因为之前就诊的医院没治好他的病，便认为人家技术水平差，干脆把其病历资料全部丢弃了。

事实上，这些做法都是错误的。病历是每个人的健康档案，能够提供完整的疾病信息，帮助医生在最短时间掌握既往诊疗信息。这包括曾患过什么疾病，做过什么检查，用过什么药，这些药物的疗效和有无毒副作用等。这些信息光凭记忆提供给医生，很可能会说漏。不可避免做重复的检查、浪费了时间和金钱，同时增加重复检查所造成的肉体痛苦。

另外，临床上使用的药品种类不断增多，由药物引起的不良反应也越来越多。通过病历对药物不良反应的记载，医生可以不开不良反应多的药物，更好地保证用药安全。

患者在复诊时，一定要记得带上病历，这样才能保证医疗过程的连续性。

小知识

不要忽视了大便标本

肝吸虫患者在复诊时，需要检查体内肝吸虫的杀灭情况。一般需要采集患者的粪便，通过显微镜观察粪便中是否存在肝吸虫卵。因此，如果去了医院之后，发现没有便意，可能会耽搁很长时间。建议患者在家中取一点成型的粪便带去医院，可以节约时间，帮助医生判断复诊结果。

如何与医生高效沟通

在诊室里,与医生面对面交流时,你或许只有短短的几分钟时间。如何利用好这几分钟,完成与医生之间最有效的沟通,这很大程度,取决于你的准备。

医生的这些问题,你要有所准备

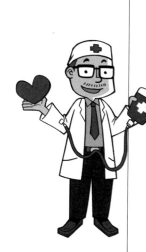

◆一般情况:

年龄;

性别;

职业;

平时生活习惯;

家族健康情况。

◆发病情况:

什么症状;

发作部位;

发作的时间、次数、持续多久;

既往是否有过类似发作,有无进展变化。

◆诊疗情况:

有无去其他地方看过;

有无做过相关检查,结果是什么;

有无做过相关治疗,效果如何;

目前有无服用相关药物。

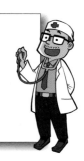

◆**其他疾病情况**：

有无肝炎、脂肪肝、肝硬化病史，平时用什么药；

有无住院史，近期有否服用何种药物；

有无过敏史。

　　对于上述问题，需要做到心中有数，最好能在就诊前自己列一张清单，并提前准备好答案。患者也可以把自己想要了解的问题写下来，以防漏掉关键信息。

如何有效描述自己的病情

　　在与医生面对面交流的过程中，患者需要做好"主诉"和"病史"的陈述。主诉就是迫使你就医的最重要感受或病情，以及这种状况持续的时间；病史就是此次发病前前后后的经过，以及过往有无生病及住院的历史。

　　对于怀疑自己患肝吸虫病的人，面对医生时讲清两点最重要：一是有没有吃过鱼生或半生半熟的鱼肉，二是有没有经常到酒楼、餐厅吃饭，这样可以引起医生的注意。

　　就诊中，时间很宝贵，所以在回答医生提出的问题时，最好简明扼要，避免重复或无效的重复。举例如下：

	有效陈述√	无效陈述 ×
感受	腹痛、腹泻、恶心、呕吐等具体感受	感觉不舒服
部位	上腹、肝脏等具体部位	到处都不好
时间	1个星期、1个月等具体时间	很久了
诱因	吃了生鱼片、吃了大餐	莫名其妙
处理	吃了叫××的药	诊所医生开的不知什么药

疗程长，耐心不可少

《论语》里有一句话，"欲速则不达，见小利则大事不成"，意思是，一心只想要求速度，忽视效果就达不到目的。其实，看病也是如此。

与普通感冒不同的是，肝吸虫病的诊断需要有经验的医生，进行详细问诊、检查后才能确诊。而且驱虫药是一种针对病因的药物，它起效比较慢，只有在人体内达到一定的血药浓度，才能发挥杀灭肝吸虫的作用，而达到有效的血药浓度，并没有人们想象得那么快。另外，肝吸虫完全被杀灭也需要一定的时间。

有些患者求愈心切，药吃了一两天没明显作用，就会开始怀疑医生的能力，擅自停药、增加药量，或换药、换医生。这些都是很不好的习惯。随意停药、换药，或减量服药，就可能出现病情反复、肝脏受损等情况。

治疗并不仅是医生的事，肝吸虫病患者自己更要做有心人。在治疗过程中，患者一定要遵医嘱定时、定量服药，后期还需到医院复查，以了解自己的病情是否有变化，治疗是否有效等。同时，若有用药不适或者效果不佳，在服药过程中也可以和医生沟通，并在医生指导下调整用药方案等。

总之，疾病的防治单靠医务人员是远远不够的，必须由患者积极参与，患者良好的用药依从性是防治疾病的关键。对此，希望大家一定要加以重视！

网络问诊咨询攻略

自己或家人出现不适症状后，上医院找医生看病是理所当然的事情，不过近些年来，随着网络普及，加之去医院看病需排队等候半天，不少人越来越倾向于网络问诊。但网络上的信息鱼龙混杂，如何找到对自己有意义的咨询意见，还需要一些技巧才行。下面，我们介绍一些网络问诊的攻略，以供大家参考。

攻略一：选"人"比选"网"容易

网络是虚拟的，医生却是真实的。正规医院的医生本人开通博客并积极回答的，一般比较靠谱。不过，前提是你对自己咨询的疾病有所了解。办法之一是在相关网站上获得疾病所对应的医院以及医生，再去搜索该医生是否有某个"活跃"的博客或论坛。

攻略二：选正规的大医院和知名的专业网站

大医院总体可靠，南方医科大学肿瘤中心、南京军区南京总医院的网络咨询都是开展较好的例子。后者的《导医问药》栏目对解答人员的要求是必须有 3 年以上工作经验，同时具备医师、药师、技师以上技术职务，疑难病例的回复意见还须经上级医生审定后方能作答。不过多数大医院的知名专家分身乏术，常难以及时回复。

专业网站方面，与平面媒体相关的网站，内容上相对更有保障些。

攻略三：基本的资格判断

对以实体医院为依托的网上咨询，要了解医院和医生的资质。对医疗机构，可从各省市的卫生部门网站上查询其合法性（未经注册、无登记在案者为非法机构）。

同样,对于有疑的"认证"医生,也可以在卫生部网站上查询证实。

攻略四:识别骗钱网络咨询的"马甲"

"马甲"一:伪"中华牌"。越是卖草药的网站、非法医疗机构,越喜欢以"中国""中华""国际"等冠名。这些披着"马甲"的骗人咨询网站,在网络搜索上常很靠前,点开网页,有一些疾病介绍,但整个界面常以药物介绍为主,并配以闪动的咨询窗口。

"马甲"二:"名医"咨询。虽然有不同的真实名医头像,但提供咨询的却是不沾边的"专家组"。

"马甲"三:"非营利"。一些非法机构网站常悬挂类似字眼,正规医院反而没有。

攻略五:应该考虑结束咨询的情况

(1) 只听你说了初步情况,就开始介绍他们的"纯中药"。

(2) 才开始咨询,便追着要你留下电话,为你预约。

(3) 对疾病具体解释避而不谈,只强调"包治愈"(特别是对癌症及一些疑难皮肤病)。

(4) 声称专家将到你所在的城市坐诊,却始终不肯透露专家名号,只要你留下电话等通知。

攻略六:面对可靠医生怎样有效咨询

一次性提供比较详细的病史,如发病原因、时间长短、就诊经历、结果、家人情况等,让医生有初步印象,减少问答回合。不要问"某某病如何治疗"等让医生无从下手的问题。

特别要提醒的是,不管你咨询的是名医还是游医,都不能代替临床诊疗。有问题仍然需要到医院进一步诊断。孕妇和小孩是特殊群体,用药必须慎之又慎,一般不要靠网络咨询解决问题。

小心，别掉进医托的陷阱

中国的江湖骗术很盛行，即使医院这块白色净土也难逃魔掌。常常有从偏远地区来省城看病的善良群众，被医托把回家的路费都骗走了。尽管很多医院都在显眼的位置张贴了谨防医托的告示，并配以保安巡逻并播放广播，但依然无法杜绝医骗。关键还在于大家提高警惕，练成金刚之身。

医托的惯用伎俩

假装看病。"大姐，你来看什么病的？肝病啊，我也是啊，我之前看过 ×× 专家的，效果可好了。她今天不在这里出诊，在对面 × 楼出诊，我可以带你过去。"

帮忙挂号。看到患者因为号满，挂不上 ×× 专家号时，"哎呀，你也看 ×× 专家啊？我也是啊。×× 专家下午在 ×× 地方出诊，那里是分院，人少，容易挂号。我下午也去那里看，不如跟我一起去吧"。

医术差。"这个医生态度差，医术不行，看不好病。我之前看过好几次，没什么用。后来别人给我介绍 ×× 医生，一次就看好了。"

费用贵。"你做手术要花这么多钱啊，我之前在 ×× 医院做个手术，才几百块钱。""我在 ×× 医院做的手术，现在优惠半价，可以省很多。"

就诊和检查慢。"你也约 B 超啊，这里做 B 超还要约这么久，谁等得急啊！我们家附近的医院去了就能做，我回去做算了。而且看病也不需要等，去了就能看。"

识别骗术的火眼金睛

热情帮助：介绍医院、介绍专家，帮忙联系、挂号等。而且从坐车去医院到挂号、就诊、付费、治疗都有人全程陪同，花言巧语说得你没有时间去怀疑医院的可靠性。要头脑清醒一点，为什么会对你这么好？真的是因为同情，因为是老乡吗？而且医生都不会私下在外院出诊，所有出诊信息都会公布出来的。

偏僻地点：一般是骗人到一些小诊所或者不正规的私立医院等。就诊人少，不需要等候。正规医院多数是人满为患，怎可能从就诊到检查，都是一路绿灯，不需等候。

诱人的小便宜：这些医院会有铺天盖地的广告宣传，大量的折扣和优惠。看病毕竟不是超市购物，靠价钱来吸引人。不要因小失大。

不需要的检查和治疗：无论有无不适，一检查便有很多问题，每一种都非常严重。一定要你立马治疗或者手术。一环套一环，不花上一两千元是走不出去的。而且让你后续每天都要去，接着大把花钱。

不正规的检查和治疗：许多检查、检验单不正规，开单医生、检查医生没有签全名，仅写上"王医生""李主任"等。甚至没有正规发票，盖章和医院名称不相符合等。

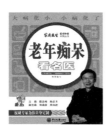

《老年痴呆看名医》

主编简介：

姚志彬，中山大学教授，博士研究生导师，广东省医学会会长。

陆正齐，中山大学附属第三医院神经内科主任，教授，博士研究生导师。

内容简介：

阿尔茨海默症是老年人痴呆的重要原因，它不是正常的老化，而是一种疾病！它不仅夺走患者的记忆，也可能让他们丧失思考、行为的能力，给家庭带来困境。本书将告诉您如何尽早发现老年痴呆的苗头，并积极处理；告诉您如何科学爱护大脑，让它更年轻。同时，也为有老年痴呆患者的家庭提供具体可行的日常照护指引。

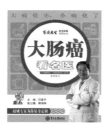

《大肠癌看名医》

主编简介：

汪建平，中山大学附属第六医院结直肠外科主任，中华医学会理事，广东省医学会副会长，广东省医师协会副会长。

内容简介：

大肠是健康的"晴雨表"，很容易随身体状况的变化而发生问题，而人们最易忽视细微的身体变化，如最常见的便秘和腹泻，这其中可能隐藏着重大疾病，比如逐年高发的大肠癌。本书最重要的目的，是要带给读者一个忠告：是时候关心一下您的肠道了。关注自己的肠道，会带来无比珍贵的健康。

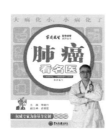

《肺癌看名医》

主编简介：

何建行，广州医科大学附属第一医院院长，胸外科教授，卫生部有突出贡献中青年专家，国务院政府特殊津贴专家，中央保健专家，中国十大口碑医生，广东省医学会胸外科学分会首届主任委员。

内容简介：

肺癌，一直高居我国癌症发病率的第一位。为什么会患上肺癌？早期怎么发现？该做哪些检查？如何选择治疗方案？……种种问题困扰着患者和家属。本书以通俗的语言、图文并茂的方式，全面介绍肺癌的病因、检查及治疗手段，为肺癌患者提供医、食、住、行全方位指引。

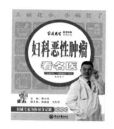

《妇科恶性肿瘤看名医》

主编简介：

李小毛，中山大学附属第三医院妇产科主任兼妇科主任，教授，博士研究生导师，妇产科学术带头人。

内容简介：

为什么会患上妇科恶性肿瘤？早期如何发现？做哪些检查能尽快、准确知晓病情？选哪种治疗方案？出院后，身体的不适如何改善？……本书以通俗的语言、图文结合的方式，介绍宫颈癌、子宫内膜癌、卵巢癌的病因、相关检查、治疗、高效就医途径等，为妇科恶性肿瘤患者提供医、食、住、行全方位指引。

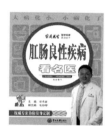

《肛肠良性疾病看名医》

主编简介：

任东林，主任医师，医学博士，外科学教授，博士研究生导师，中山大学附属第六医院运营总监，肛肠外科、中西医结合肛肠外科、盆地治疗专科主任，中国中西医结合学会大肠肛门病专业委员会主任委员，世界中医联合会肛肠专业委员会副主任委员。

内容简介：

我国肛门直肠良性疾病患者数以亿计。最常见的肛肠良性疾病包括痔、肛瘘、肛裂、肛周肿胀、肛周肿物、藏毛窦等等。肛肠为何会生病？如何防？如何治？本书以活泼的语言、生动的图示，为您介绍科学、准确的医学知识，力求切实为患者排忧解难。

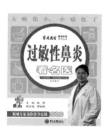

《过敏性鼻炎看名医》

主编简介：

赖荷，广州医科大学附属第二医院过敏反应科主任，主任医师，中华医学会变态反应学分会常务委员，中国医师协会变态反应医师分会常务委员，广东医学会变态反应学分会主任委员。

内容简介：

在 21 世纪，过敏成了一种"时代病"。其中，过敏性鼻炎在全球的发病率为 10%~25%，有逐年增加趋势。有人认为，过敏性鼻炎不治也没什么大不了。事实上，有 30%~40% 的过敏性鼻炎会继续发展成为支气管哮喘。本书旨在普及过敏性鼻炎的医学常识，图文并茂，语言力求通俗易懂，为过敏性鼻炎患者提供医治、养护贴心指引。

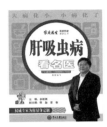

《肝吸虫病看名医》

主编简介:

余新炳,中山大学教授,博士研究生导师,国家医药监督管理局药物评审专家,广东省寄生虫学会理事长。

内容简介:

得了肝吸虫病该怎么办? 需要做哪些检查? 有没有遗传性? 如何确定体内已无虫卵? 怎样预防这种疾病? 本书以简明、通俗的语言,向读者介绍肝吸虫病的致病原因、自检方法、治疗手段和预防措施等知识,同时,还提供一些高效就诊的小技巧,既突出阅读的趣味性,又兼顾知识的系统性和全面性,使读者可以轻松掌握肝吸虫病的基本知识。远离肝吸虫病,从这里开始吧!

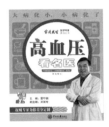

《高血压看名医》

主编简介:

董吁钢,中山大学附属第一医院心血管医学部主任,教授,博士研究生导师,广东省医学会心血管病分会高血压学组组长。

内容简介:

我国的血压控制率只有 6.1%。高血压患者中约 75% 的人吃了降压药,血压还是没有达标。吃药为啥不管用? 血压高点有啥可怕? 为何要严格控制血压? 顽固的高血压如何轻松降下来? 防治高血压的并发症有何妙招? ……以上种种疑问,在本书里都能找到您看得懂的答案。

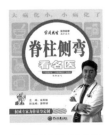

《脊柱侧弯看名医》

主编简介:

杨军林,中山大学附属第一医院脊柱侧弯中心主任,教授,广东省新苗脊柱侧弯预防中心主任,中华医学会骨科分会小儿骨科学组委员,中国康复医学会脊柱畸形委员会副主任委员。

内容简介:

什么是脊柱侧弯? 如何自查脊柱侧弯? 脊柱侧弯要怎么矫正? 会不会耽误孩子的学习和发育? ……本书以通俗的语言、图文并茂的方式,全面介绍了脊柱侧弯的成因、检查和诊治办法,为脊柱侧弯疾病患者提供了医、食、住、行全方位指引。

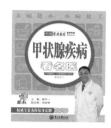

主编简介：

蒋宁一，中山大学孙逸仙纪念医院核医学科主任医师，教授，博士研究生导师，中华医学会核医学分会治疗学组组长。

内容简介：

当今生活压力大，节奏紧张，甲状腺疾病的发病率有上升趋势。常见的甲状腺疾病有哪些？甲状腺疾病该如何治？……本书以通俗易懂的语言、生动活泼的图片聚焦甲状腺疾病，向广大读者介绍甲状腺的生理功能及其常见病的防治知识。患者最关心、最常见、最具代表性的疑问都能从本书中得到解答。

《甲状腺疾病看名医》

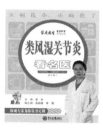

主编简介：

戴冽，中山大学孙逸仙纪念医院风湿免疫科主任，教授，博士研究生导师，广东省医学会风湿病学会副主任委员。

内容简介：

"活着的癌症，不死的僵尸"，是人们对风湿免疫性疾病的常见形容，类风湿性关节炎则是这类病的典型代表之一。好端端的，为什么就招惹了这个病？早期，如何发现该病的蛛丝马迹？就医时，怎么才能找对门路，少绕弯子？治疗时，怎样遵医嘱，科学用药？衣食住行中，如何全面呵护自己，改善病情……以上种种问题的答案，都以晓畅的语言、生动的配图，尽情呈现在本书中。

《类风湿关节炎看名医》

主编简介：

邓春华，中山大学附属第一医院泌尿外科教授，博士研究生导师，中华医学会男科学分会候任主任委员。

内容简介：

二孩政策全面放开，孕育话题再次被引爆。然而，大量不育男性却深陷痛苦之中。不育男性如何通过生活方式的调整走出困境？医生如何借助"药丸子""捉精子""动刀子"等手段，让患者"绝处逢生"？患者与男科医生之间如何高效沟通？……本书语言通俗易懂，不失为男性不育患者走出困境的一份贴心指引。

《男性不育看名医》

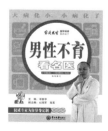

家庭医生 医学科普丛书

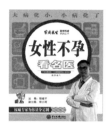

《女性不孕看名医》

主编简介:

张建平,中山大学孙逸仙纪念医院妇产科教授,博士研究生导师,学术带头人,中华妇产科学会妊娠期高血压疾病学组副组长。

内容简介:

不孕不育,一种特殊的健康缺陷。不孕女性需要做哪些相关检查和治疗?如何通过生活方式的调整走出困境?女性不孕患者的诊治有怎样的流程?试管婴儿能解决所有的问题吗?……本书以通俗易懂的语言,全面介绍了女性不孕的病因、相关检查、治疗手段及高效就医途径,不失为女性不孕患者走出困境的一份贴心指引。

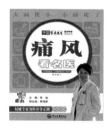

《痛风看名医》

主编简介:

张晓,广东省人民医院风湿科行政主任,中国医师协会风湿免疫科医师分会副会长,广东省医师协会风湿免疫分会主任委员,广东省医学会风湿免疫分会副主任委员。

内容简介:

得了痛风,便再也摆脱不了随时发作的剧痛?再也离不开药罐子的生活?再也无缘天下美味,只能索然无味地过日子?……专家将带给您关于痛风这个古老疾病的全新认识:尿酸是可以降的,痛是不需要忍的,而美食同样是不可辜负的。本书以图文并茂的方式,给痛风及高尿酸血症患者提供了医、食、住、行的全方位指引。

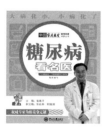

《糖尿病看名医》

主编简介:

翁建平,中山大学附属第三医院教授,博士研究生导师,内分泌科首席专家,现任中华医学会糖尿病学分会主任委员。

内容简介:

怎样知道自己是否属于糖尿病高危人群?患了糖尿病,如何通过饮食方式的调整、行为方式的改变以及药物治疗来稳定血糖?如何有效地与医生沟通?……本书以通俗易懂的语言、图文并茂的方式,全面介绍糖尿病的病因、相关检查、治疗手段及高效就医途径,给糖尿病患者提供了医、食、住、行的全方位指引。

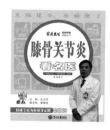

《膝骨关节炎看名医》

主编简介：

史占军，南方医科大学南方医院关节与骨病外科主任，教授，主任医师，博士研究生导师，广东省医学会关节外科学会主任委员。

内容简介：

中老年膝关节疼痛占了骨科门诊的二分之一，主要原因就是膝骨关节炎。生活中怎么才能养护膝骨关节，延缓其退化？跑步、爬山如何不伤膝？得了膝骨关节炎如何选择合适的运动方式？疼痛如何避免？……本书以通俗易懂的语言，图文并茂的方式，为膝骨关节炎患者提供了医、食、住、行的全方位指引。

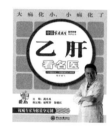

《乙肝看名医》

主编简介：

高志良，中山大学附属第三医院肝病医院副院长，感染性疾病科主任，教授，博士研究生导师，广东省医学会感染病学分会主任委员。

内容简介：

本书由著名肝病专家高志良教授主编，聚焦乙肝话题，进行深度剖析：和乙肝病毒感染者进餐会传染乙肝吗？肝功能正常需不需要治疗？乙肝患者终生不能停药吗？乙肝妈妈如何生下健康宝宝？患者与医生之间如何高效沟通？……想知道答案吗？请看本书！

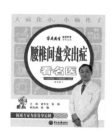

《腰椎间盘突出症看名医》

主编简介：

黄东生，中山大学孙逸仙纪念医院脊柱外科教授，主任医师，博士研究生导师，广东省医学会脊柱外科学分会前任主任委员，中国医师协会骨科医师分会脊柱畸形委员会委员，国际内固定学会 AO 脊柱培训中心主任。

内容简介：

腰痛缠身，是否意味着患上了腰椎间盘突出症？腰椎间盘突出症患者，如何治疗、保健、聪明就医？本书以通俗易懂的语言、图文并茂的方式，介绍腰椎间盘突出症的症状、病因、治疗、日常保健及高效就医知识，为腰椎间盘突出症患者提供了医、食、住、行的全方位指引。

家庭医生 医学科普丛书

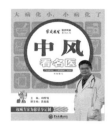

《中风看名医》

主编简介：

胡学强，中山大学附属第三医院神经病学科前主任，教授，博士研究生导师，广东省中西医结合学会脑心同治专业委员会主任委员。

内容简介：

中风又称脑卒中。中风先兆如何识别？中风或疑似中风，要做哪些相关检查和治疗？中风救治一刻千金，其诊治的标准流程是怎样的？如何调整生活方式，防患于未然？……本书以通俗易懂的语言，全面介绍了中风的病因、相关检查、治疗手段及高效就医途径，为中风患者提供了医、食、住、行全方位指引。

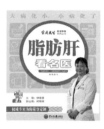

《脂肪肝看名医》

主编简介：

钟碧慧，中山大学附属第一医院感染科主任，教授，博士研究生导师，广东省医学会肝脏病学分会脂肪肝学组副组长。

内容简介：

随着饮食结构和生活习惯的改变，脂肪肝已成为我国第一大慢性肝病。怎样知道自己是否有脂肪肝？脂肪肝有哪些危害？患了脂肪肝，怎么办？是否再也离不开药罐子的生活？能彻底治愈吗？……专家将为您揭开脂肪肝的来龙去脉，介绍脂肪肝的病因、相关检查和治疗手段。书中内容科学、语言通俗、图文并茂，让您在轻松阅读之余，掌握脂肪肝的防治之道。

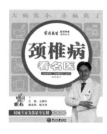

《颈椎病看名医》

主编简介：

王楚怀，中山大学附属第一医院康复科教授，博士研究生导师，中国康复医学会颈椎病专业委员会副主任委员。

内容简介：

颈椎病是日常生活中的常见病、多发病。其类型多样，表现百变。颈椎长骨刺＝颈椎病？得了颈椎病，最终都会瘫？反复落枕是何因？颈椎病为何易复发？颈椎病，如何选枕头？"米"字操真的有用吗？……本书以通俗易懂的语言、图文并茂的形式，深入浅出地介绍了颈椎病的来龙去脉，让读者在轻松阅读之余，学会颈椎病的防治之法。